# 国医大师
# 石学敏
## 醒脑开窍针刺法
## 沪上传承集萃

主编 ◎ 薄化君　张璟婷

全国百佳图书出版单位
中国中医药出版社
·北京·

**图书在版编目（CIP）数据**

国医大师石学敏醒脑开窍针刺法沪上传承集萃 / 薄化君 , 张璟婷主编 . -- 北京 : 中国中医药出版社 , 2025. 5.

ISBN 978 – 7 – 5132 – 9424 – 9

Ⅰ . R246

中国国家版本馆 CIP 数据核字第 2025EG8129 号

---

**中国中医药出版社出版**

北京经济技术开发区科创十三街 31 号院二区 8 号楼
邮政编码　100176
传真　010-64405721
河北新华第二印刷有限责任公司印刷
各地新华书店经销

开本 880×1230　1/32　印张 5　字数 103 千字
2025 年 5 月第 1 版　2025 年 5 月第 1 次印刷
书号　ISBN 978 – 7 – 5132 – 9424 – 9

定价　29.00 元
网址　www.cptcm.com

服 务 热 线　010-64405510
购 书 热 线　010-89535836
维 权 打 假　010-64405753

微信服务号　zgzyycbs
微商城网址　https://kdt.im/LIdUGr
官 方 微 博　http://e.weibo.com/cptcm
天猫旗舰店网址　https://zgzyycbs.tmall.com

如有印装质量问题请与本社出版部联系（010-64405510）

# 序

　　针灸之道所兴，由来已久。黄帝咨访岐伯、伯高、少俞诸贤，内考五脏六腑，外察经络血气，而针道立焉；晋皇甫士安取《素问》《针经》《明堂》三书，删其浮辞，除其重复，论其精要，使事类相从，撰为《针灸甲乙经》十二卷，而针道兴焉；明杨继洲撰《针灸大成》，参合指归，汇同考异，分图析类，为天地人三卷，论道手法，颇多心悟，而针法盛焉。新中国成立之后，针灸日益兴盛。2010年，中医针灸被列入"人类非物质文化遗产代表作名录"，成为世界医学的重要组成部分。自此，针灸在世界范围内得到更加广泛的应用，为全球健康贡献着中华文化的智慧。针灸的申遗成功，说明以"天人合一""辨证施治"为核心的中医实践医学得到世界的认可，更是以针灸为代表的、拥有两千多年历史的中华传统医药文化走向世界的里程碑。

　　党的十八大以来，以习近平同志为核心的党中央继承和弘扬中华优秀传统文化精华，多次强调中医药文化是中华文明的璀璨瑰宝，理应成为建设中华民族现代文明的重要文化资源，开辟了马克思主义与中华优秀传统文化相结合的新境界。从"两个结合"的思想角度阐释中医药文化的理论内涵与发展之道，进一步彰显中医药文化的时代价值，使其更好地担负起新时代新的文化使命。

本人从事针灸学临床、科研及教学工作60余年，创立的"醒脑开窍"针刺法治疗中风病取得显著疗效，不仅解除了患者的疾苦，同时推动了针灸国际化的进程。在此期间，我始终如一地坚持继承、发展和弘扬中医学，坚持"中西结合、融西贯中、针药并用、形神兼备"。通过率先提出针刺手法量学理论并开展相关研究，对捻转补泻手法确定了新定义和量化操作，使传统针刺手法向规范化、量化发展，极大地推动了中医现代化进程。在针灸治疗中风病、延髓麻痹、中枢性呼吸功能衰竭、各种痛证、病窦综合征、老年期痴呆、前列腺肥大、无脉症及各种神经系统疾病等方面，均取得了卓著的疗效。通过强调中医辨证与西医辨病相结合，使二者在临床上有机融合，为中西医结合指明了方向。至今，我已推广培训全国各地区针灸医生上万名。

同济大学附属上海市第四人民医院针灸推拿科依托于上海市虹口区"国医强优"三年行动计划项目支持，于2022年建立"国医大师石学敏学术经验传承研究工作室"。依托工作室平台，以理论技术的传承与创新为核心，深入探究神志疾病诊疗的学术思想与临床实践规律。"醒脑开窍"针刺法以治神为基本原则，其核心观念深深扎根于中医的整体论。该疗法倡导关注"神"的角色，这一观念在《灵枢经》中即有体现，书中提到"粗守形，上守神"的学术思想。这里的"神"，是中医整体观念中不可或缺的一部分。它强调的是人体内在积极因素的调动，以激发生命潜能，协调脏腑功能，保持机体的平衡状态，进而促进形体和精神的健康，临床运用价值巨大。四院工作室成员在深入学习我的学术理论和"醒脑开窍"针刺法后，将其应用于临床脑卒中疾病的治疗中，获得沪上中风患者的认可。并将"醒脑开窍"针刺法推广至多系统疾病的治疗中，如骨伤科、妇科、泌尿科等，从中拓展科研思路，达到中医药成果转化、人才培养的目标。工作室通过整合本科室现有的优势，将调神导气法结合温针灸用于治疗针灸科传统优势病种如失眠、前列腺疾病，成为上海市率先开展的新技术。

　　三年来，工作室成员通过跟师诸位专家，积极收集整理有关"醒脑开窍"针刺的临床经验和临证心得，终以医案的形式呈现，结集出版。此过程全面提高了青年医师的技术素质和临证经验。窃以为中医之复兴，不在于学院内博士之多、论文之众，亦不在于大师之迭出、养生之炽热，而在于青年医师信仰笃定，临床疗效稳定。唯其信仰笃定，方能肩负使命，继往开来；唯其疗效稳定，方能征服民众，维护我中医之根本。能兼之者，必为良医，亦定是中医复兴大军之健卒。作为新时代中医药青年，当不负青春，不辱使命，传承精华，守正创新，为中医药事业发展贡献力量。

中国工程院院士、国医大师

石学敏

2025 年 2 月

# 前　言

　　中医，这一源远流长的中华传统医学，犹如一座蕴藏无尽智慧的宝库，历经数千年岁月的沉淀，始终在守护人类健康的道路上发挥着不可替代的作用。在中医发展的历史长河中，石学敏院士无疑是一位关键的领航者；其卓越的贡献和独特的学术思想，为中医事业的传承与创新照亮了道路。

　　石学敏院士投身于中医临床、教学及科研领域已长达半个多世纪。在这漫漫征途中，他始终怀揣着对中医的炽热初心，扎根临床一线，凭借精湛的医术为无数患者排忧解难，用坚持不懈的探索精神不断拓展中医治疗的广袤天地。

　　石学敏院士的学术思想丰富且深邃，具有极高的理论价值与实践指导意义。其一，"醒脑开窍"针法是石学敏院士学术成就的重要标志之一。基于对中医理论的深刻理解及大量临床实践的观察总结，石院士认识到中风等脑病发病机制中"窍闭神匿、神不导气"这一关键环节。针对这一核心病机，他开创性地提出了"醒脑开窍"针法。该针法以独特的穴位配伍和针刺手法为特色，注重针刺的时效性、方向性及手法量学标准，突破了传统针法在相关疾病治疗上的局限，显著提高了中风病急性期及恢复期的临床疗效，让众多处于瘫痪、失语等痛苦状态的患者重新燃起了生活的希望。同时，这一针法也在国内外针灸学界引起了轰动，推动了针灸学科在当代医学语境下向更精准、更规范的方向迈进。其二，石学敏院士强调"辨病与辨证相结合"的诊疗思路。在临床实践中，他既重视西医学对疾病的诊断，精准把握疾病的本质和发展规律；又充分发挥中医辨证论治的优势，将整体观念融入其中，深入分析患者的个体差异、体质特征及疾病所处的不同阶段，从而实现全面、精准的诊断，为制订个性化的治疗方案奠定坚实基础。这种中西医结合、取长补短的思路，使中医在应对各类复杂病症时能够更加有的放矢，展现出独特的优势。其三，石院士注重针刺手法量学的研究与应用。他深知针刺手法的量化对于提高临床疗效、规范针灸操作的重要性。通过长期的临床实践与科学研究，他对针刺的深度、角度、频率、刺激量等关键要素进行了细致的量化规定，使针刺手法不再是模糊的经验性操作，而是具有可重复性、可操作性的科学方法。这为针灸学的传承与推广提供了更为客观、准确的标准，确保了不同医者在运用针灸疗法时能够尽可能达到相对稳定的治疗效果。

本书的编撰正是为了将石学敏院士这些宝贵的学术思想，以及与之紧密相连的临床实践经验系统地呈现出来。书中所收录的每一则医案，都是石院士及其团队在多年临床工作中精心诊治的真实记录。犹如一扇扇窗，透过它们，我们可以清晰地看到石院士面对不同病症、不同患者时，如何运用其独特的学术思想进行辨证思考；如何巧妙地将"醒脑开

6

窍"针法等特色诊疗手段融入具体治疗过程；如何根据病情变化灵活调整治疗方案。

这些医案涵盖了内、外、妇科等多个学科领域的常见疾病及诸多疑难杂症。从初诊时对患者病情的细致入微的观察与判断，到复诊过程中对治疗效果的严谨评估及方案的适时优化，再到最终的康复情况追踪，均有详尽阐述。在医案的针灸取穴中，如未特别标明双侧或患侧，则为双侧取穴。我们期望通过这些原汁原味的医案，为广大中医从业者、中医学子及热衷于中医的各界同仁，搭建起一座深入学习石学敏院士学术思想、领悟中医临床精髓的桥梁。让大家能够真切地体会到中医在临床实践中所蕴含的强大生命力与独特魅力。

在传承中医的漫漫征程中，临床经验的传递至关重要。这本医案集承载着传承与发展的双重使命，它不仅是石学敏院士学术思想和临床智慧的结晶，更是助力年轻一代中医人成长的宝贵财富。它激励着后来者在面对复杂多变的临床情况时，能够以石院士为榜样，运用扎实的理论基础和灵活的辨证论治方法，为患者提供优质的医疗服务，使中医这一古老的医学在新时代焕发出更加绚烂的光彩，持续为人类健康福祉贡献力量。

在编撰过程中，我们有幸得到了石学敏院士及其团队的悉心指导与大力支持，在此向他们表达由衷的感激之情。同时，也要感谢所有参与资料收集、整理、校对等工作的同仁们，是大家的共同努力才使得这本书得以顺利呈现在读者面前。当然，我们深知书中或许仍存在一些不足之处，诚恳地希望各位读者在阅读过程中提出宝贵意见，以便我们日后进一步完善改进。

愿本书能成为广大中医爱好者和从业者探索中医临床奥秘的得力助手，为中医事业的传承与发展添砖加瓦。

薄化君　张璟婷

2025 年 2 月

# 目　录

# 一、偏头痛

偏头痛是以反复发作的偏侧或双侧头痛为主要特征的一类临床常见疾病。其疼痛多呈搏动性，剧烈难忍，甚则可伴发自主神经系统功能紊乱症状，如恶心、呕吐、畏光等。偏头痛除疾病本身的危害外，还会伴发诸多情志疾病，如焦虑、抑郁等，甚至可诱发脑白质病变、认知功能下降、后循环无症状性脑梗死等疾患。目前，偏头痛的病因尚不明了，可能与多种因素有关，包括遗传、内分泌代谢、环境变化、情绪不稳、精神紧张、应激、失眠等。

偏头痛属中医学"首风""偏头风""脑风"等范畴。其病因主要分为外感与内伤，病机总属正虚邪入。《圣济总录》记载："偏头痛之状，由风邪客于阳经，其经偏虚者，邪气凑于一边，痛连额角，故谓之偏头痛也。"对于头痛一病，除以气血阴阳及脏腑五行辨其病机外，因疼痛部位有别，故经络辨证亦为重中之重。辨经络气血、审阴阳虚实，治以调和气血、通络止痛，则疾病自愈。

**案例1：**王某，女，47岁。

**主诉：**阵发性右颞部疼痛10年余。

**病史：**自24岁起，患者经常感到右侧头痛，多在月经周期前或经间期加重。疼痛发作前，会出现视物昏花的现象，自觉眼部抽搐约 20 分钟后，眼部症状消失，随后出现搏动性右颞部疼痛。疼痛剧烈时，患者会伴有恶心、呕吐，症状可持续 2～3 日。患者曾在某医院接受脑电图、头颅平片及眼底检查，结果均显示正常。服用麦角胺、咖啡因后，头痛症状有所减轻，但无法控制复发。因此，患者前来针灸科就诊。

**查体及实验室检查：**患者精神尚好，但面带痛苦表情，右颞部疼痛位置固定，面色苍白，舌质淡，苔薄白，脉弦细。脑神经检查未见异常，血压为 120/80mmHg。脑血流图报告显示双侧额－乳导联均呈现低张波。

**西医诊断：**偏头痛。

**中医诊断：**头风，肝阳上亢证。

**治疗原则：**平肝潜阳，通络止痛。

**针灸取穴：**风池、太阳、角孙、率谷、外关、足临泣、合谷、头维、百会、脑空、丘墟、阳陵泉、足三里、丰隆、太冲。

**操作手法：**常规消毒，患者取侧卧位，针刺以患侧腧穴为主，以透刺、直刺为主。太阳透率谷：将针刺入太阳穴，然后沿皮向后透刺率谷，用捻转手法，患者得气后有明显酸胀感，并沿着针尖方向向前传导，留针 40 分钟。余穴均采用平补平泻法。

**治疗结果：**经综合治疗 3 天后，患者头痛明显缓解，可以入睡。继续针灸 15 天后头痛基本消失，临床治愈。

按语：风池穴处穿出的神经分布于头及面部，针刺可调整局部神经血管代谢，广泛运用于临床偏头痛的治疗。太阳穴有清热散风、解痉止痛之功效。头维属足阳明经，与足少阳、阳维脉相交，与风池配合以祛风散寒止痛。角孙为手太阳，手、足少阳之会，率谷是足少阳、足太阳两经的会穴，均为局部取穴，疏泄胆经，具有疏散少阳风热的作用。风池、率谷常为治疗本病的主穴。脑空为足少阳胆经之穴，有祛风开窍之功。百会为诸阳之会，清利头目。外关为手少阳之络穴，对手少阳三焦经所辖部位的偏头痛，可借其疏通经络的功能，达到治疗目的。丘墟、阳陵泉均为胆经之穴，有很好的疏散少阳经气之功。足三里、丰隆具有健脾祛痰之功，痰浊除，清阳之气上达头部，缓解头痛。合谷为手阳明经原穴、太冲为足厥阴经原穴，两穴配合可平肝阳，调气血，通经络。足临泣为足少阳之输穴，是胆经所注之处，具有清热泻火、调畅气血、止痛的作用。穴居足部，远离病所，根据"上病下取"的原则，取之能引热下行。

在本病的诊疗过程中，局部取穴有利于加速局部血液循环，调节神经功能。远部取穴，调其气血使筋脉得气血濡养而头痛自止。诸穴合用，能达到疏通经络、行气活血的效果，使阻滞的脉络得以恢复通畅，实现"通则不痛"的治疗效果。

**案例 2**：陆某，女，28 岁。
**主诉**：阵发性左侧偏头痛 3 年。

**病史：** 患者 3 年前起无明显诱因下反复出现左侧头痛，以左侧额颞部为主。头痛多在经期前后发作并加重，疼痛时呈搏动性，痛甚时伴头晕、恶心，可持续 2 ～ 3 天。曾于外院行头颅 CT、脑电图、眼底检查等，均未见明显异常。疼痛发作时，自服非甾体类药物可缓解疼痛，但仍反复发作，故寻求针灸治疗。患者 13 岁初潮，月经周期 30 ～ 35 天，经行 4 ～ 5 天，伴有经行腹痛，行经欠畅，时有血块。纳可，二便调，夜寐欠安。既往无高血压、糖尿病病史，无家族遗传史。

**查体与实验室检查：** 患者神清，面色少华，心率 70 次/分，律齐，血压 110/64mmHg，双肺（-）。脑神经检查未见异常。舌淡，苔白，脉细弦。TCD（经颅多普勒超声）：未见明显异常。

**西医诊断：** 偏头痛。

**中医诊断：** 头痛病，少阳证。

**治疗原则：** 调畅少阳气机，活血化瘀止痛。

**针灸取穴：** 风池、印堂、内关、三阴交、上星、百会、率谷、阳辅、合谷、太冲。

**操作手法：** 风池，向鼻尖方向斜刺 1 ～ 1.5 寸，采用捻转补法，施手法 1 分钟。内关，直刺 0.5 ～ 1 寸，采用提插捻转泻法，施手法 1 分钟。印堂，向鼻根部斜刺 0.3 ～ 0.5 寸，行雀啄手法，至眼球湿润或流泪为度。三阴交，沿胫骨内侧缘与皮肤成 45° 斜刺 1 ～ 1.5 寸，用提插补法，以下肢抽动 3 次为度。上星、百会，选用 3 寸毫针由上星进针，沿皮刺入百会，针柄旋转90°，后行小幅度高频捻转补法。率谷，沿皮平刺进针0.5寸，采用平补平泻手法，以局部产生胀感为度。阳辅，针尖向上斜刺1～1.5寸，施捻转泻法，使针感向膝部放射。其余穴位均采用常规刺法。于行经前5～7天开始治疗，每日针刺1次。

**治疗结果：** 自经前开始治疗，每日1次，连续治疗7次后，患者头痛发作明显减轻。自第二个月起，仍嘱患者经前来院治疗，每日或隔日1次，行经前后未见明显头痛发作。第三个月，继续嘱患者于经前来院治疗以巩固疗效，后续随访未见头痛反复，疗效满意。

**按语：** 头为诸阳之会，脑为清灵之腑，真气所聚，五脏六腑之精血皆上注于此。《灵枢·经脉》有云："胆足少阳之脉，起于目锐眦，上抵头角，下耳后……是主骨所生病者，头痛颔痛，目锐眦痛。"少阳经行于头颞侧，经脉失荣，气血不畅，则头痛难舒。本案患者年纪虽轻，但病程较长，且经行欠畅，气血瘀滞，经脉失养则血瘀结于脉络，不通则痛。石院士根据偏头痛患者病情反复迁延、缠绵难愈等特点，提出"不通则痛，久痛必瘀"的病机，确立以活血化瘀、通络止痛为主要治疗原则。又依据"经脉所过，主治所及"的理论，辨其所累经脉，主取少阳、阳明等经穴，辅以其独创的醒脑调神法，对疼痛疗效明显。

方中风池为足少阳与阳维之会，可清利头窍，通经活络，调和气血。施以手法操作，能更好地将针气传达至头面，对改善脑部供血效果明显，更具活血化瘀之功效。印堂、百会、上星为调神要穴，具有醒神开窍、调畅气机、填精补髓的作用。三阴交为足厥阴、足少阴、足太阴交会的穴位，具有调补肝肾、健脾益血、调气安神之功效。阳辅为足少阳之经穴，具有宣泄少阳经气、调畅气血、通络止痛之功。合谷与太冲分别为手阳明与足厥阴经之原穴，合谷为阳，禀气之降；太冲为阴，禀气之升。二穴相配，具有交通阴阳、调畅气机、清心醒脑的作用。诸穴共用，以意通经，以神导气，通络止痛，临床收效明显。

# 二、失眠

失眠是临床常见疾患，主要表现为患者在拥有充足的睡眠条件时，仍会出现入睡困难、过早觉醒及睡眠维持障碍等睡眠问题。同时，患者还会伴随醒后疲劳感明显、注意力难以集中、认知功能降低、记忆力减退及情绪异常等日间功能障碍。原发性失眠是一种独立的临床疾患，其发生并非源于其他躯体疾病或精神疾病等外部因素。中医将其称之为"不寐""目不瞑""不得眠"等。

引起不寐的原因很多，主要包括情志内伤、饮食不节、劳倦失养等，这些因素最终导致阳不入阴、神不安藏而引发不寐。营卫相合，人卧则安，阴阳调和是维持正常睡眠节律的基石。人的寤寐皆由"神"所主宰，神源于脑髓而统摄于心。当神得所养，安守其舍时，人方能得以安眠。

**案例：**吕某，女，33岁。

**主诉：**失眠3个月。

**病史：**患者既往因工作原因偶有失眠，近3个月失眠症状渐进性加重，入睡困难，眠中易醒，醒后难以再次入睡，夜寐赖药，伴心悸不宁，头目昏沉，健忘、纳差，二便可。

**查体及实验室检查：**神清，面色少华，心率68次/分，律齐，血压108/68mmHg，双肺干湿啰音（-），神经系统检查未见阳性体征。舌淡，苔白，脉细弱。

**西医诊断：**原发性失眠。

**中医诊断：**不寐病，心脾两虚证。

**治疗原则：**补益心脾，宁心安神。

**针灸取穴：**主穴，内关、印堂、三阴交、神门。配穴，心俞、脾俞、足三里。

**操作手法：**内关，直刺0.5～1寸，采用提插捻转补法，施手法1分钟。印堂，向鼻根部平刺0.5～0.8寸，使产生局部酸胀感或针感向鼻部放射。三阴交，沿胫骨内侧缘与皮肤成45°斜刺1～1.5寸，用提插补法，以下肢抽动3次为度。神门，直刺0.3～0.5寸，施提插捻转补法。心俞、脾俞则向棘突方向斜刺1～1.5寸，施捻转补法。其余穴位均采用常规刺法。以上方法每日针刺1次。

**治疗结果：**经过3次治疗，患者诉睡眠质量明显改善；治疗7次后，患者基本可脱离药物自行入睡；治疗10次后，睡眠节律基本恢复正常。

**按语：**"醒脑开窍"针法以醒神、开窍、调神、调和阴阳为立法之本，经过多年发展，目前在各类神志疾病中皆有应用且收效颇丰。不寐病在临床中往往病机复杂，主要包括心肾不交、肝郁化火、心脾两虚、痰火内扰、气滞血瘀等。医者常须仔细辨证，但其治疗总不离调和阴阳、宁心安神的原则。随着时代的发展，现代社会节奏加快，工作生活压力大、任务繁重、饮食不节、嗜卧少动等多方面因素导致心脾两虚者甚多。心脾二脏五行相生，经脉相连，功能相济，脾胃虚损则生化乏力，心失所养而发不寐。治宜补益心脾，安神助眠。

本案例针方中的主穴内关属厥阴心包络之脉，通于阴维，具有养心安神定志、和胃宽胸理气之功。印堂穴与脑具有密切关系，具有醒脑开窍、安神益智的功效。三阴交为足厥阴、足少阴、足太阴三经交会的穴位，具有补肾调肝、健脾益血安神之功效。神门为心经原穴，是神志出入的门户，具有补益心气、养心安神的作用。根据辨证，又配以脾俞、足三里以健脾益气，心俞以养心安神。诸穴合用，具有调神解郁、调整阴阳的功效。可平逆乱之气血，舒畅心中气机，使神有所藏则夜寐得安。然而，今时临床所见不寐之证往往复杂多变，临证时必须究其本质，明确其所伤之脏腑，随证选穴，方能获得良好疗效。

# 三、高血压

高血压属于中医学"眩晕"范畴。眩指眼花，晕指头晕，因常同时出现，故统称为"眩晕"。其病因主要包括情志失调、饮食不当、体虚及跌仆外伤等方面。病性有虚、实两种：属虚者，有肝肾阴虚致肝风内动，气血亏虚致脑失所养，以及肾精亏损致髓海不足等；属实者，多因痰浊壅遏或痰火上蒙所致，凡此种种均可引发眩晕。

按照世界卫生组织（WHO）建议的血压标准：凡成年人收缩压大于或等于140mmHg（18.6kPa），舒张压大于或等于90mmHg（12.0kPa），即可诊断为高血压。高血压是最常见的心血管疾病之一，是全球范围内重大的公共卫生问题，同时也是引发脑卒中的主要危险因素。血压升高还可能伴有心脏、血管、脑和肾等器官的功能性或器质性病变。值得注意的是，部分高血压患者并无明显的临床症状，因此高血压又被称为人类健康的"无形杀手"。提高对高血压病的认识，对于早期预防、及时治疗具有极其重要的意义。

**案例1**：李某，男，50岁。

**主诉**：头晕、头痛3天。

**病史**：患者诉3日前与家人争吵后，出现头晕、头痛。

9

当时神清，无胸闷、憋气及二便失禁症状。就诊于急诊，查血压为 250/120mmHg。颅脑 CT：右侧基底核区有缺血灶并软化灶，右小脑及脑干局部密度不均。经控制血压、活血化瘀、改善脑代谢等治疗，后期效果不佳，遂为进一步治疗就诊我院门诊。刻诊：神清，精神尚可，头晕、头痛，项痛，四肢活动自如，阵发性右臂蚁行感，无胸闷、憋气等不适。纳食可，寐安，二便调。舌淡红，苔少，脉弦细。

**查体与实验室检查：**神志清楚，精神可，面色淡白无华。双侧肌力上肢 5 级，下肢 5 级。双侧巴宾斯基征阳性（＋）。血压 160/100mmHg。头颅 CT：右侧基底核区存在缺血灶并软化灶，右小脑及脑干局部密度不均。心脏彩超提示左心室壁增厚，主动脉硬化。

**西医诊断：**高血压。

**中医诊断：**眩晕病，肝肾阴虚证。

**治疗原则：**醒脑开窍，补益脑髓，平肝潜阳。

**针灸取穴：**人迎、合谷、太冲、曲池、足三里、百会、风池、完骨、天柱。

**操作手法：**人迎，直刺 0.5～1 寸，采用提插泻法，使针感向头部放散，留针时可见针柄随动脉搏动。太冲，进针 0.5 寸，行捻转泻法 1 分钟。合谷、曲池，直刺 1～1.5 寸，各施捻转泻法 1 分钟。足三里，直刺 1～1.5 寸，采用提插补法。百会，平刺进针 0.2～0.5 寸，行小幅度高频捻转补法 1 分钟。风池、完骨、天柱，均直刺 1 寸，采用小幅度高频捻转补法各 1 分钟。以上方法每日 1 次，留针 30 分钟。

10

**治疗结果：** 经过治疗 1 次后，患者头晕、头痛症状明显好转，血压降至 140/90mmHg。随后收住院治疗 1 周，患者语言较前清晰，头痛、头晕症状基本消失。共治疗 2 周后，患者未再出现头痛、头晕症状，血压稳定在 130/80mmHg，右臂蚁行感也完全消失。

**按语：** 石学敏院士以"活血散风，调和肝脾"为治则，选取人迎穴作为主穴，通过作用于颈动脉窦的压力感受器，达到稳定且长效的降压作用。针刺人迎穴具有调整机体阴阳、疏通气血的功能。高血压的主要病理机制是各种原因引起的气海功能失司，导致气血运行异常。合谷、太冲两穴相配，可开四关，清利头目，平肝潜阳，调畅全身气血运行；曲池、足三里两穴则能调节阳明经气，祛瘀除浊。

《灵枢·海论》有云："脑为髓之海。""髓海有余，则轻劲多力，自过其度；髓海不足，则脑转耳鸣，胫酸眩冒，目无所见，懈怠安卧。"而《景岳全书·眩运》则指出："眩运一证，虚者居其八九，而兼火、兼痰者不过十中一二耳。"这强调了"无虚不作眩"的观点，在治疗上认为"当以治虚为主"。风池、完骨、天柱三穴合用，具有补益脑髓的作用。采用小幅度高频率的捻转补法，可以疏通颈部气血，改善后椎基底动脉循环。诸穴合用，能够使阴平阳秘，气血调和，从而达到血压稳定的效果。

**案例 2：** 王某，男，68 岁。

**主诉：** 右侧肢体活动不利伴言语不利 3 天。

**病史：**患者 3 天前感受风寒后出现右侧半身不遂，语言不利，由家属送至附近医院。行头颅 CT 提示右侧基底节区脑梗死，予以消肿及清除氧自由基等治疗措施。刻下患者神清，口喝，患肢无自主运动，语言欠流畅，头晕无头痛，二便可控，舌淡红、苔薄白，脉弦细。

**查体与实验室检查：**血压 175/100mmHg，脉率 75 次 / 分，神清体瘦，右侧中枢性面瘫，语言欠流利，双侧颈内动脉搏动对称，右侧肢体弛缓性瘫痪，肌力 3 级，生理反射均阳性，右巴宾斯基征（+）；舌淡红，苔薄白，脉弦细。头颅 MRI（核磁共振）示右侧基底节区脑梗死。

**西医诊断：**脑梗死急性期、高血压病 3 级（极高危）。

**中医诊断：**中风病（中经络），风痰阻络证；眩晕病。

**治疗原则：**醒脑开窍，平肝潜阳，滋补肝肾。

**针灸取穴：**人迎、风池、百会、头维、率谷、上星、印堂、太阳、曲池、合谷、太冲、三阴交、太溪等。

**操作手法：**患者坐位，常规消毒后，百会直刺，小幅度高频率捻转平补平泻，至头顶部有麻胀感为度；太阳，向下斜刺，余头部穴位采用平刺法。人迎，直刺 1.5 寸，视针体随动脉搏动节律晃动时，施用小幅度、高频率捻转补法，行手法 1 分钟。风池，针尖微下，向鼻尖斜刺 0.8 ～ 1.0 寸。合谷、曲池、太冲，针以泻法；三阴交、太溪，针以补法。留针 30 分钟，每日 1 次，14 次为 1 个疗程。

**治疗结果：**经过 1 个疗程的针灸治疗，患者血压逐渐稳定，波动在 140/90mmHg 左右，头晕等症状明显缓解，右侧肢体肌力也有所改善。

**按语：** 本病属于中医学"眩晕"范畴。《素问·至真要大论》曰："诸风掉眩，皆属于肝。"指出眩晕发病与肝有关。朱丹溪提出"无痰不作眩"，表明痰浊亦能致眩。因此，肝火亢盛、痰湿壅盛为眩晕常见基本病机。而本病证属肝肾不足，治宜平肝潜阳、滋阴益肾。人迎穴，作为气海的"营运之输"，连接着头部和胸部的气街，掌管营卫的开合与气血的运行。针刺此穴，可通调营卫，畅达气血，使得血脉调和，血压稳定，因此成为针刺治疗高血压病的主穴。风池近头部，既可梳理头部气机，又可平肝潜阳；百会居于颠顶，为诸阳之会，与肝经相通，与头维、率谷合用，针之可泻诸阳之气，平降肝火；曲池、合谷清泻阳明，理气降压；太冲为肝之原穴，疏肝理气，平降肝阳；三阴交为足三阴经交会穴，调补肝脾肾，太溪为肾经原穴，配伍应用以治其本。

# 四、梅尼埃病

梅尼埃病是一种以膜迷路积水为特征的内耳疾病。本病以突发性眩晕、耳鸣、耳聋或眼球震颤为主要临床表现，眩晕有明显的发作期和间歇期。此症发病人群大多为中年人，且多数患者为单耳发病。

**案例：**李某，女，47岁。

**主诉：**头晕、耳鸣反复发作3日。

**病史：**患者李某两年前无明显诱因出现眩晕、耳鸣症状，听力逐渐下降。发病初期，眩晕呈阵发性，逐渐发展为持续性。患者发病期间曾多次就医，诊断为梅尼埃病。经过药物、高压氧等治疗，症状虽有所缓解，但反复发作，听力持续下降。3天前，患者突然出现旋转性眩晕，睁眼时感周围物体绕自身水平旋转，闭目时症状可减轻。伴耳鸣、耳胀闷感，听力下降，喉间痰多，胸闷泛恶，呕吐胃内容物，意识清楚。眩晕持续数小时，反复发作。患者否认有耳部外伤史、耳毒性药物使用史等。

**查体与实验室检查：**患者一般情况良好，神清语明，双侧瞳孔等大等圆，对光反射灵敏。双耳鼓膜未见异常，舌淡红，苔白腻，脉濡滑。听力测试显示双侧感音神经性耳聋。

**西医诊断：**梅尼埃病。

**中医诊断：**眩晕，脾虚湿盛证。

**治疗原则：**燥湿健脾，安神止晕。

**针灸取穴：**百会、四神聪、头维、风府、神门、内关、丰隆、中脘。

**操作手法：**百会、四神聪均向后斜刺0.3～0.5寸，施用捻转平补平泻手法1分钟，留针20分钟。头维，平刺0.5寸；风府，向下斜刺0.5寸；神门，直刺0.5寸；双侧内关，直刺0.5～1寸，采用捻转泻法；双侧丰隆，直刺1～1.5寸，采用强提插捻转泻法，轻插重提，以患者出现酸、麻、胀感

14

直至不耐受为度。上述穴位均留针 30 分钟，每日治疗 1 次。

**治疗结果：**治疗一次后，患者眩晕即缓解。连续治疗 5 日后，眩晕发作症状明显减轻，持续时间缩短，未再出现呕吐。

**按语：**本病属中医学"眩晕"范畴。眩晕的病因主要有情志不遂、饮食不节、体虚年高、跌仆外伤等多方面，这些因素可导致痰浊壅遏、化火蒙上，或肝风内动、上扰头目，或髓海不足、脑失所养，从而形成眩晕。眩晕的病位在头部，与肝、脾、肾三脏密切相关，多属本虚证或本虚标实证。

本病患者因脾虚生痰，清阳不升，浊阴不降，痰浊上犯清窍，引发眩晕。故治疗从脾着手，遵循"急则治其标，缓则治其本"的原则，取百会、四神聪、头维、风府、神门、内关以安神止晕，取丰隆、中脘以健脾化痰。诸穴合用，旨在标本同治，攻补兼施。


# 五、短暂脑缺血发作


短暂性脑缺血发作，也称一过性脑缺血发作或小中风。它是指短时间内脑血流量减少引起的脑功能障碍，每次发病持续时间不长，通常是数秒钟、数分钟或数小时不等，最长不超过 24 小时。短暂性脑缺血发作多在体位改变、活动过度、颈部突然转动或屈伸等情况下发病。

**案例：**韩某，男，54 岁。

**主诉：**左侧肢体无力伴言语不清两小时。

**病史：**两小时前无明显诱因突感左侧肢体无力，手持物品掉落，伴言语不清，无头痛、恶心、呕吐，持续约 10 分钟后症状自行缓解。为求进一步诊治，遂来我院就诊。刻下：患者头晕，困倦，肢体活动可，无胸闷憋气、饮水呛咳等症，纳可，寐安，小便调，大便干、2～3 日一行。舌淡，苔薄白，脉弦。

**查体与实验室检查：**神志清楚，语言清晰，双侧瞳孔等大等圆，对光反射灵敏。四肢肌力、肌张力正常，左侧肢体浅感觉减退，左侧巴宾斯基征阳性。头颅 CT 平扫未见明显异常密度影。脑电图示轻度异常。

**西医诊断：**短暂脑缺血发作。

**中医诊断：**中风先兆，气虚血瘀证。

**治疗原则：**滋补肝肾，疏通经络，益气活血。

**针灸取穴：**百会、上星、印堂、肩髃、曲池、合谷、阳陵泉、风池、完骨、天柱、四神聪、神门。

**操作手法：**百会，平刺 0.3～0.5 寸，施平补平泻手法 1 分钟。上星，平刺 0.5～1 寸，同样施平补平泻手法 1 分钟。印堂，平刺 0.3 寸，采用雀啄手法 1 分钟。肩髃，直刺 1～1.5 寸，施提插泻法，以麻胀感传至肘关节为度。曲池，取穴时屈肘，直刺 1～1.5 寸，施提插泻法，以麻胀感到达食指为度。阳陵泉，直刺 1～1.5 寸，施提插泻法，使麻胀感传至足外踝。四神聪、神门，直刺 0.3～0.5 寸，均施捻转补法 0.5 分钟。合谷、太冲，直刺 0.5 ～ 1 寸，采用呼吸泻法 1 分钟。风池，直刺 0.5 ～ 1 寸，施捻转补法 1 分钟。天柱、完骨，直刺 1 ～ 1.5 寸，同样施捻转补法 1 分钟。

**治疗结果：** 针刺 7 次后，患者头晕较前稍缓解，困倦感减轻。针刺 14 次后，头晕明显缓解。

**按语：** 短暂性脑缺血发作属于中医学"中风先兆"范畴。明代医书《针灸大成》中也提到"中风将至，病浅症轻，时发时止，便宜急灸三里、绝骨四处各三壮"的疗法。中医学认为，中风的基本病机是气血逆乱，上犯于脑，因此治疗本病的主要原则是调节气血。本例患者采用"小醒脑"配合患侧取穴，并依照上述操作手法严格进行，故能在短期内取得良好的疗效。这充分体现了手法量学在针灸临床中的重要性。

# 六、血管性痴呆

血管性痴呆（vascular dementia，VD）是指由缺血性卒中、出血性脑卒中和导致记忆、认知与行为等脑区低灌注的脑血管疾病所引起的严重认知功能障碍综合征。其临床表现为执行功能明显受损，常伴有焦虑、抑郁或欣快等精神症状，严重影响患者的工作和生活，并给患者家属和社会带来沉重负担。一项调查显示，我国 65 岁以上人群中痴呆的患病率为5％，其中血管性痴呆的患病率为1.1％。因此，重视和积极防治血管性痴呆具有极其重要的意义。

《淮南子·原道训》有云："夫形者生之舍也，气者生之充也，神者生之治也。"人的生命活动与疾病的发生发展都与"神"有密切的关系。因此，在治疗此病的过程中，石院士极其重视"神"的调理，尤以"醒神、调神、安神"为关键。虽然中医学中没有血管性痴呆的命名，但对其有诸多相关论述，散见于"呆病""痴病""善忘"等病证。《内经》有"心主神明，头为精明之府"的论述。《景岳全书》曰："呆痴之症……言辞颠倒，举动不经，或多汗，或善愁。"明代李时珍《本草纲目》中也有"脑为元神之府"的记载。这些都表明中医学在数百年前就已认识到脑、神与痴呆的关系。石院士在此基础上提出了自己的见解，深化了对痴呆这一病症的认识和研究。他认为脑为元神之府，诸髓汇聚之处，是人体的司令部，神机、记忆皆源于脑。人的每一个思想和动作，都由大脑支配完成。脑病则神机失用，记忆匮乏。结合多年的临床经验，他提出了"醒脑调神"针法来防治血管性痴呆。针刺治疗应以醒神益智、平肝通络为原则。处方应以人中、内关、风池为主穴。

**案例：**马某，男，67岁。

**主诉：**反应迟钝、记忆力减退半年余。

**病史：**患者近半年出现记忆力减退，能认识家人但时常记不住姓名，反应迟钝，计算能力下降，言语减少，肢体活动正常，小便难以控制，大便每日 2～3 次，食欲尚可，夜间睡眠差。既往有高血压、脑梗死病史。刻下症见：反应迟钝，行动迟缓，少言寡语，无头晕头痛，舌黯苔白腻，脉细涩。

**查体及实验室检查：**BP：165/80mmHg，意识清晰，言语减少，动作迟缓，计算力、近记忆力、定向力下降。双瞳孔等大、等圆，对光反射灵敏，未见眼震。双侧面纹对称，伸舌居中，转颈、耸肩有力。四肢肌力 5 级，肌张力正常，腱反射减弱，双侧巴氏征阴性，掌颏反射阳性，吸吮反射阳性。感觉检查未见明显异常，共济运动检查欠合作。双下肢轻度水肿。脑 CT：脑室扩大、广泛脑白质病变、脑萎缩。脑 MRI：脑内多发缺血梗死灶，脑内多发缺血脱髓鞘改变，双侧海马胖胝体萎缩，脑萎缩，双侧上颌窦轻度炎症，左侧颈内动脉末端"浆果样"突起（动脉瘤不除外），左侧大脑中动脉纤细合并局限性狭窄。简易智能状态量表（MMSE）得分 8 分，提示有认知障碍；韦氏成人记忆及韦氏成人智力评定：患者无法配合。缺血指数量表（Hachinski 评分）为 7 分。

**西医诊断：**血管性痴呆；高血压；脑梗死后遗症。

**中医诊断：**痴呆，瘀血内阻证。

**治疗原则：**活血化瘀，醒脑调神。

**针灸取穴：**主穴，内关、人中、风池。辅穴，百会、四神聪、丰隆、太冲。

**操作手法：**内关，直刺 1 寸，采用捻转提插泻法，施术

1分钟。人中，向鼻中隔方向斜刺0.5寸，采用重雀啄手法，以眼球湿润或流泪为度。风池，向对侧眼底方向针刺1寸，施以小幅度高频捻转补法1分钟。百会、四神聪，向后平刺1寸，均采用小幅度、高频率捻转补法1分钟。丰隆，直刺1～1.5寸，采用捻转泻法1分钟。太冲，进针0.5寸，采用捻转泻法1分钟。以上方法每日1次，留针30分钟。

**治疗效果：**患者治疗3个月后，采用韦氏智力量表、韦氏记忆量表、长谷川痴呆量表、日常生活活动量表对针刺治疗前后的智力、记忆力等相关项目进行测评，结果显示疗效令人满意。

**按语：**痴呆属本虚标实之证，病位在脑，以精血亏虚、脑髓失养为本，痰浊血瘀蒙蔽清窍为标。脑髓空虚，痰瘀上蒙，窍闭神匿，神机失用，发为痴呆。治以调神益智、平肝通络。针取人中以醒神开窍，内关安神调神而为君；百会升举阳气、振奋阳气而养神，四神聪健脑益智而为臣；佐以丰隆化痰，太冲、风池息风以治标。诸穴合用，使精血充盈，开窍醒神，使机灵神明而达醒神益智之功。该针法经临床研究证明，能有效改善患者的智力与记忆水平，改善血液循环，增加脑灌流量，减轻过氧化损伤，使受损的神经细胞活性增强，脑功能得以改善。

# 七、癫痫

原发性癫痫是癫痫症状发作的一种，临床表现为突然昏仆、不省人事、两目上视、口吐涎沫、四肢抽搐，或口中怪叫，移时苏醒，除疲乏无力外，一如常人。中医学认为癫痫的根本病机为先天不足或后天失养，风、火、痰、瘀等邪气致阴阳气血逆乱，升降出入失司，元神失控发为癫痫。其发病与遗传、代谢、结构、免疫等多种因素有关。近年来，中医治疗癫痫的手段愈加丰富，并且取得了显著的疗效。针灸是临床上常用的治疗癫痫的外治手段。研究表明，针灸疗法能够通过改善脑电活动、调节中枢神经递质及细胞因子、保护脑神经细胞等途径治疗癫痫，尤其在发作时能即刻收到满意疗效。石学敏院士在治疗原发性癫痫的过程中，注重心主神志及督脉为病的特点，制订了醒脑开窍、调治督脉的治疗方案，临床收到了更为满意的疗效。

**案例：**林某，男，12岁。

**主诉：**反复发作性抽搐伴意识丧失5年。

**病史：**患者自幼有癫痫发作史，发作时全身抽搐，伴有意识丧失，每次发作持续2～3分钟，频率为每月3～4次，醒后四肢酸软乏力。曾于多家医院接受过抗癫痫药物治疗，但效果不佳，频繁发作严重影响了生活和学习。刻下：乏力时作，纳少，大便质软欠成形，小便调。

**查体及实验室检查：**神清，心肺（-），腹平软，无压痛及反跳痛，四肢肌力、肌张力正常。双下肢无水肿。舌淡红，苔薄白，脉滑。

**西医诊断：**癫痫。

**中医诊断：**痫病。

**治疗原则：**健脾益气，和胃化痰。

**针灸取穴：**上星、百会、四神聪、风池、中脘、天枢、丰隆、足三里。

**操作手法：**上星、百会、四神聪，平刺0.5寸，平补平泻。风池，直刺1.5寸，施捻转补法，行手法1分钟。中脘，直刺1.5寸，施呼吸补法。天枢，直刺1.5寸，施捻转泻法。丰隆，直刺1.5寸，施提插捻转泻法。足三里，直刺1.5寸，施捻转补法。以上方法每日1次，留针30分钟。

**治疗结果：**经1个月针灸治疗后，抽搐未复发；继续治疗1个月后，休息1周停针3天后又发作1次；连续治疗2个月后，针灸改为每周3次，发作基本被控制。

**按语：**癫痫属于中医学"痫证"范畴，俗称"羊痫风"。关于癫痫，中国古代医家早已有了系统且全面的认识。如《黄帝内经》根据发病时症状提出"癫疾""胎病"等名称；隋代巢元方根据病因不同，有"风痫""惊痫""食痫"之谓；《备急千金要方》则首次将"癫痫"合为一名。中医学认为，肝藏魂，主情志，司疏泄、藏血、荣筋，肝失条达则魂无所舍，筋无所荣，导致神魂逆乱，筋脉痉强，从而发为癫痫。另外，本病以神志丧失为主要临床症状，轻者表现为短暂的意识丧失，重则昏仆不省人事。

中医学认为，人的精神活动除与肝脏有关外，还与心、脑、肾有密切关系。"头者，精明之府"；"脑为元神之府"；"心者，五脏六腑之大主，精神之所舍"。这些论述说明心脑共同主持人体的精神活动，而精神意识活动又依赖心血旺盛和肾精充盈作为物质基础。肾虚则髓海不足，脑失所养，从而导致志乱神迷。

因此，石学敏院士在治疗癫痫时，注重了肝风内动与其他脏腑，尤其与心、脑的密切关系。在平肝息风的基础上，他采用了醒脑开窍法的治疗原则，使疗效有了显著的提高。研究表明，醒脑开窍针刺法配合中药口服能够改善患者脑电活动、临床症状及神经功能，缓解患者病情，提高患者认知功能。

# 八、脑梗死

脑梗死属于中医学"中风"范畴，是临床常见病、多发病。其发病率呈逐年上升趋势，具有发病率高、死亡率高和致残率高的特点，对患者造成了严重影响。临床表现为偏身麻木、半身不遂、口眼歪斜、言语不利，甚至神志昏蒙。随着人口老龄化的加快，社会压力不断增加，人们衣食起居的不规律，劳累过度、情志过极、饮食不节等，皆可导致中风病的发生。《素问·调经论》记载："血之与气并走于上，则为大厥。"中风亦称"大厥""薄厥"。

从病因病机角度，石学敏院士在古代医家和经典著作的理论基础上，结合中西医理论，又根据自己的临床经验和对"神"的深刻认识，针对中风病神志障碍、肢体运动障碍的两大主症，明确提出中风病的病位在脑府，其病因病机为"窍闭神匿，神不导气"，最终确立了"醒脑开窍"针刺法。

**案例：**魏某，女，57岁。

**主诉：**右侧肢体乏力2天，加重伴言语不利1天。

**病史：**患者两天前出现右侧肢体乏力，右下肢为甚，可自行行走，未行特殊处理。今晨起后发现穿衣困难，右侧肢体乏力较前加重，下地行走欠稳，伴有言语不利。当日行头颅CT结果未发现异常，入院后右侧肢体乏力进行性加重。予清开灵和灯盏花素活血通络化瘀，复方麝香注射液、低分子右旋糖酐和速碧林活血、扩容、抗凝等治疗。刻下：神清，精神萎靡，言语欠清，右侧鼻唇沟变浅，车床推入。右侧肢体乏力，活动不利，纳眠可，二便调。舌暗红，苔白腻，脉弦滑。遂就诊于急诊。

**查体及实验室检查：**神清，构音欠清，右侧鼻唇沟浅，伸舌偏右。两侧肢体肌张力正常，右侧肢体肌力1级，左侧肢体肌力正常。全身感觉未见异常，浅反射正常。右肱二、三头肌腱反射和右膝腱反射减弱，病理征未引出。脑膜刺激征（－）。头颅 MRI：左侧额叶梗死灶。

**西医诊断：** 脑梗死急性期。

**中医诊断：** 中风病（中经络），风痰阻络证。

**治疗原则：** 醒脑通窍，补益肝肾，活血祛瘀。

**针灸取穴：** 主穴，双侧内关、人中、三阴交、患肢极泉、尺泽、委中。配穴，风池、翳风、完骨、合谷（患侧）、曲池（患侧）、手三里（患侧）、足三里（患侧）、阳陵泉（患侧）、丰隆（患侧）、解溪（患侧）、昆仑（患侧）、伏兔（患侧）、髀关（患侧）、风市（患侧）、阴陵泉（患侧）、丘墟透照海、上廉泉、金津、玉液。

**操作手法：** 内关，直刺 0.5～1 寸，采用捻转提插相结合的泻法，施手法 1 分钟。人中，向鼻中隔方向斜刺 0.3～0.5 寸，用重雀啄手法，至眼球湿润或流泪为度。三阴交，沿胫骨内侧缘与皮肤成 45° 斜刺，进针 1～1.5 寸，用提插补法，使下肢抽动 3 次为度。极泉，原穴沿经下移 1 寸，避开腋毛，直刺 1～1.5 寸，用提插泻法，以患侧上肢抽动 3 次为度，不留针。尺泽，屈肘成 120°，直刺 1 寸，用提插泻法，使患侧前臂、手指抽动 3 次为度。委中，仰卧直腿抬高取穴，直刺 0.5 寸，施提插泻法，使患侧下肢抽动 3 次为度，不留针。风池，针尖微下，向鼻尖方向斜刺 0.8～1.2 寸，小幅度高频捻转补法 1 分钟。翳风，向结喉方向深刺 2.5～3 寸，行捻转补法 1～3 分钟，针感要求咽喉部麻胀。完骨，平刺 0.5～0.8 寸，小幅度高频捻转补法

1分钟。合谷，直刺 1～1.5 寸，施提插泻法 1 分钟。金津、玉液，点刺放血。丘墟透照海，以 3 寸（75 毫米）毫针自丘墟穴刺入，沿跗骨窦外口前缘，针尖朝向内后方，经跟骨、距骨中关节面与后关节面之间的部分穿过跗骨窦，进针至 35 毫米左右换成足微外翻位，缓缓进针，最终使针尖抵达跗骨窦内口处皮下，以针尖不透出皮肤为宜。余穴均采用常规刺法。以上方法每日 1 次，留针 30 分钟。

**治疗结果：** 用醒脑开窍法为患者治疗约 40 天，每次针刺患者都可出现明显针感，每次治疗后患者右侧肢体乏力都可有所改善，患者手指功能逐渐恢复，对指良好。

**按语：** 石老认为"窍闭神匿"是中风病的总病机。"窍闭"乃脑窍闭塞，为神之大府受匿，风夹火、痰、瘀血上扰神窍（脑），致脑络阻遏，窍闭神匿，神不导气，发为中风。故而本病的治疗原则应为"醒脑开窍，滋补肝肾为主，疏通经络为辅"，它是贯穿整个治疗过程的关键。以内关、人中、三阴交为主穴，辅以极泉、尺泽、委中。现代研究表明，针刺可兴奋上行系统，激活脑细胞，改善血流动力学，扩张颈动脉，达到脑循环平衡状态。故内关穴为心包之络穴，有效改善中风患者的左右心输出量，增加脑血氧供应，达到宁心安神调血之效。雀啄法泻人中可开窍醒神、调和脏腑。三阴交可滋三阴，充脑髓，和气血，定神志。肌肉关节均结聚于极泉、尺泽、委中，刺之可改善肢体运动障碍。

在中风急性期，患者亦可用一般要求严格按照"大醒脑"法操作；病情轻浅者，亦可用"小醒脑"针刺法操作。

对于恢复期和后遗症期，按照"小醒脑"针刺法操作，病情严重者可使用"大醒脑"针刺法，亦可交替使用。三阴交、极泉、尺泽、委中要求患肢抽动次数可灵活掌握，肢体肌力在0到3级者可使之抽动3次；肢体肌力在3级以上时，可适当减少抽动次数。

# 九、中风后遗症

## 1. 中风后失眠

中风后失眠是中风恢复期最常见的并发症，不仅影响患者的生活质量，更增加了中风复发的风险。患者中风后长期睡眠时间和深度不足，因此无法消除疲劳，获得充足的体力和精力。睡眠异常及相关日间状况至少每周出现3次，并持续3个月以上。

中风后失眠属于继发性失眠的一种，属于中医学"不寐"范畴。早在《素问·脉要精微论》中，就有"脑主神明"的观点，这表明当时的医家已经认识到脑与神志之间的密切联系。而后，受到西方医学传教士的影响，清代王宏翰在其所著的《医学原始》中，第一次提出了睡眠由脑所主的观点。中风概因阴阳失衡、气血上逆于脑而发，风火痰瘀阻

塞、损伤脑络，致使脑络不畅，神明不清，从而影响正常
寤寐。

**案例**：陈某，女，71 岁。

**主诉**：左侧肢体活动不利 3 年余，加重伴入睡困难 1
个月。

**病史**：患者诉近 1 个月自觉左侧肢体沉重，并出现入睡
困难。既往有高血压、脑梗死病史，于当地某医院查颅脑
MRI 示右额叶脑梗死，予达贝、长春西汀治疗后缓解出院。
刻下：左侧肢体麻木沉重，上肢略重于下肢，手部精细活动
差，无恶心呕吐，纳少，夜寐欠安，偶有头晕，二便尚可，
舌暗苔白腻，脉左沉细，右滑无力。

**查体及实验室检查**：神清，精神尚可。血压：150/
100mmHg，心率：70 次 / 分。高级智能检查如记忆力、计算
力、理解力略减退。双侧额纹对称，双侧瞳孔等大等圆，直
径约 3mm，光反射灵敏。眼底无出血，眼球各方向运动灵
活，视乳头无水肿，角膜反射存在。双侧鼻唇沟对称，悬雍
垂居中，咽反射存在。无舌肌萎缩及震颤，颈软，肌张力正
常，腱反射正常。左侧肢体肌力 4 级，右侧 5 级。双侧巴氏
征阳性。脑膜刺激征阴性，共济检查无异常。头颅 MRI：右
额叶点状缺血灶、右侧基底节区软化灶。

**西医诊断**：脑梗死；失眠症。

**中医诊断**：中风病（中经络）；不寐病，气虚血瘀证。

**治疗原则**：醒脑通窍，疏通经络，平衡阴阳，安神

定志。

**针灸取穴：**主穴，内关（双侧）、三阴交（患侧）、印堂、上星透百会。配穴，极泉（患侧）、尺泽（患侧）、委中（患侧）、四神聪、安眠（双侧）、神门（双侧）、申脉（双侧）、照海（双侧）。

**操作手法：**内关，直刺 0.5～1 寸，采用捻转提插相结合的泻法，施手法 1 分钟。三阴交，沿胫骨内侧缘与皮肤成 45°斜刺，进针 1～1.5 寸，用提插补法，使下肢抽动 3 次为度。印堂，刺入皮下后使针直立，采用轻雀啄手法（泻法），以流泪或眼球湿润为度。上星透百会，选 3 寸毫针，由上星穴刺入，沿皮至百会穴后，针柄旋转 90°，转速 120～160 次/分，行手法 1 分钟。极泉，原穴沿经下移 1 寸，避开腋毛，直刺 1～1.5 寸，用提插泻法，以患侧上肢抽动 3 次为度，不留针。尺泽，屈肘成 120°，直刺 1 寸，用提插泻法，使患侧前臂、手指抽动 3 次为度。委中，仰卧直腿抬高取穴，直刺 0.5～1 寸，施提插泻法，使患侧下肢抽动 3 次为度，不留针。四神聪，平刺 0.5～0.8 寸，平补平泻法。安眠，直刺 0.8～1.2 寸。神门，直刺 0.3～0.5 寸。申脉，直刺 0.3～0.5 寸，泻法。照海，直刺 0.5～0.8 寸，补法。每次留针 30 分钟，每周治疗 3 次，共治疗 4 周。

**治疗结果：**治疗 2 周后，患者自诉入睡时间缩短，睡觉时易恐善惊的状态有所改善，睡眠质量明显提高。

**按语：**中医学将急性脑血管病归属于"中风"范畴。本病发病急骤，表现多样，病情变化迅速，与风善行数变的特点相似。其病位在脑，当风、火、痰、瘀等病邪上扰清窍时，导致"窍闭神匿，神不导气"，发为中风。中风后机体阴阳失调，气血逆乱，营卫不和，卫不入营，阴阳失交，继而导致失眠。

内关穴为心包之络穴，"心包为心之外卫，神明出入之窍"；三阴交穴为脾、肝、肾三条阴经的交会穴，对人体阴血具有调节作用；印堂可安神定惊、醒脑通窍；针刺上星透百会可调理阴阳、平肝息风，具有填精补髓、益气养血、醒神开窍之功；极泉、尺泽、委中三穴可疏通肢体经络；四神聪可镇静安神；安眠穴是经外奇穴，为治疗失眠的经验穴，能够沟通阴跷、阳跷两脉经气运行，具有养心安神、镇静催眠之功；神门为心经原穴，可调养心神而宁心；照海、申脉为八脉交会穴，分别与阴跷脉、阳跷脉相通，阴、阳跷脉司眼睑开合，主睡眠。

## 2. 中风后睡眠倒错

睡眠倒错是中风常见的并发症之一，它不仅能直接影响患者的神经功能康复、身心健康和生活质量，还会加重中风的危险因素，如高血压等疾病的病情。因此，对于中风后睡眠倒错的治疗，不仅能够促进患者的神经功能恢复，而且对提高患者的生活质量具有重要的意义。

**案例：**李某，男，75岁。

**主诉**：右侧肢体活动不利伴睡眠倒错 1 个月余。

**病史**：患者 1 个月前起床后突发右侧肢体活动不利，至附近医院行头颅 CT 检查示脑内多发缺血灶、梗死灶。诊断为"脑梗死"后收治入院，予以活血化瘀、改善脑代谢等治疗，并配合康复治疗。待病情平稳后出院。近 1 个月来，患者白天精神不振，嗜睡明显，夜间则辗转反侧，难以入眠。今为求进一步诊治，至针灸科就诊。刻下，患者右侧肢体活动不利，心烦失眠，口干，二便正常。

**查体及实验室检查**：神清，言语正常，右侧肢体肌力 4 级，肌张力正常，右侧巴氏征阳性。舌暗红，苔薄白，脉弦细。颅脑 CT 示脑内多发缺血灶、梗死灶。

**西医诊断**：睡眠障碍；脑梗死恢复期。

**中医诊断**：失眠，心肾不交证；中风病。

**治疗原则**：醒脑开窍，滋补肝肾，安神定志。

**针灸取穴**：主穴，内关（双侧）、印堂、三阴交（患侧）。配穴，极泉、尺泽、委中、风池、完骨、天柱、上星透百会、四神聪、神门。

**操作手法**：双侧内关，直刺 0.5 ～ 1 寸，采用捻转提插泻法，施手法 1 分钟。印堂提捏局部皮肤后平刺 0.5 寸，施以补法，以眼球湿润为度。三阴交（患侧），沿胫骨内侧缘与皮肤成 45° 斜刺 1 ～ 1.5 寸，行提插补法，以下肢抽动 3 次为度。极泉（患侧），下移 2 寸，直刺 1 ～ 1.5 寸，用提插泻法，以上肢抽动 3 次为度。尺泽（患侧），屈肘成内角 120° 取穴，直刺 1 寸，用提插泻法，以前臂手指抽动 3 次为度。委中（患侧），抬起患肢，刺入穴位后针尖向外15°，进针0.5～0.8寸，行提插泻法，以肢体抽动3次为度。双侧风池，向对侧眼睛方向进针0.5～1寸，施小幅度高频率捻转补法，施手法1分钟。双侧完骨、双侧天柱，直刺0.5～1寸，手法操作同风池。上星沿皮透刺向百会，施以小幅度高频率捻转补法，行手法1分钟。百会、四神聪，平刺0.8寸，施以平补平泻法。神门，直刺0.3～0.5寸，施以平补平泻法。上述穴位每日治疗1次，10次为1个疗程。

**治疗结果：**经过3个疗程的治疗，患者白天嗜睡症状明显改善，夜间睡眠质量提高，能维持5～6小时的有效睡眠。右侧肢体肌力提升至5级。

**按语：**本病属于中医学"不寐"范畴。《灵枢·邪客》曰："夫邪气之客人也，或令人目不瞑，不卧出者，何气使然……今厥气客于五脏六腑，则卫气独卫其外，行于阳不得入于阴。"本病患者"窍闭神匿，神不导气"，发为中风。中风后人体脏腑阴阳失调，气血逆乱，神失所司，营卫运行失调，是导致睡眠障碍的根本病机。

针刺时选用"醒脑开窍"针刺法，针刺内关、印堂、三阴交、极泉、尺泽、委中等腧穴，具有醒神开窍、调神导气、疏通经络的作用。另外，印堂为经外奇穴并与督脉重合，有调理脑神、醒神开窍、安神利眠之功；三阴交为足三阴经之交会穴，有滋阴补肾之功，肾主骨生髓，脑为髓海，髓海有余则脑有益；风池、完骨、天柱以补法，有通调头部气血之功。上星、百会同属于督脉穴，督脉入络脑，百会位于颠顶部，为足三阳经、肝经、督脉等多条经脉之交会处，可益气升提、开窍宁神。上星透百会可调理阴阳、益气养血。诸穴共用，共奏醒神开窍、安神定志之功。

### 3. 中风后认知障碍

脑卒中后常出现记忆力、空间结构、计算力、注意力、定向力等多个认知领域的功能受损。认知功能障碍不仅导致卒中患者的日常生活能力、社会适应能力、生活质量明显下降，而且妨碍其躯体、行为和情绪等各方面的康复。

**案例：**张某，男，68岁。

**主诉：**认知功能障碍1个月余。

**病史：**患者1个月前无明显诱因下出现右侧肢体无力，伴口角歪斜、言语欠清晰。无意识障碍、无恶心呕吐、无大小便失禁。头颅CT检查提示右侧额叶及右侧基底节区梗死灶，诊断为"急性脑梗死"。经住院治疗4周后，患者病情稳定出院。患者左侧肢体活动功能有所改善，但遗留言语欠流利、记忆力减退、认知功能较差等问题。为求进一步治疗，来我院就诊。刻下：患者神清，言语欠流利，记忆力、计算力、理解力等认知功能均有所下降。夜眠较差，无头晕头痛，无恶心呕吐。舌暗红，苔稍腻，脉沉细滑。

**查体及实验室检查：**神情淡漠，口角左歪，左侧肢体肌力4级，肌张力增高，腱反射活跃。右侧巴宾斯基征阳性，右侧肢体肌力、肌张力正常。头颅 CT：右侧额叶及右侧基底节区有梗死灶。

**西医诊断**：卒中后认知障碍。

**中医诊断**：中风，中经络，痰瘀滞络证。

**治疗原则**：醒脑益智，化痰开窍。

**针灸取穴**：百会、四神聪、风池、神门、内关、三阴交、丰隆、太溪、太冲。

**操作手法**：患者取仰卧位，穴位常规消毒。百会、四神聪采用平补平泻法，以患者感到头部轻微热胀感为度。风池穴进针后，施以小幅度的提插捻转手法，使针感向头顶部传导。神门、内关用补法，以患者感到局部酸胀为度。三阴交、丰隆用泻法，以患者感到下肢放射感为佳。太溪、太冲施以平补平泻法，以局部酸胀感为度。留针 30 分钟，行针 2 次。每日针灸 1 次，连续治疗 2 周为 1 个疗程。

**治疗结果**：经过 1 个疗程的治疗，患者自觉记忆力有所提升，语言流畅性改善，定向力和计算能力均有所提高。查体：左侧肢体肌力提升至 5 级，肌张力正常。

**按语**：中风后认知障碍是中风常见后遗症之一。针灸作为中医传统疗法，通过刺激特定穴位，可以调整人体阴阳平衡，促进气血流通，从而达到醒脑开窍、益智安神的效果。本案采用醒脑益智、化痰开窍的治法，选取百会、四神聪等穴以醒脑益智，配合风池、神门等穴以调和气血、疏通经络。经过针灸治疗，患者认知功能得到一定程度的改善，表明针灸在中风后认知障碍的治疗中具有积极的促进作用。同时，也体现了中西医结合治疗中风后遗症的优势和特色。

## 4. 中风后血管性痴呆

中风后血管性认知障碍是指由脑血管病危险因素（如高血压、糖尿病、高血脂等）明显（如脑梗死和脑出血等）或不明显（如脑白质疏松和慢性脑缺血等）的脑血管病引起的，从轻度认知障碍到痴呆的一大类综合征。脑梗死导致的痴呆发生率约为30.1%，而脑出血导致的痴呆发生率约为27.5%。血管性痴呆是一种严重影响老年人生活能力和身心健康的常见疾病，严重影响老年人的生存质量，并给家庭和社会带来沉重的负担。

**案例**：张某，男，72岁。

**主诉**：左侧肢体活动不利伴反应迟钝半年余。

**病史**：患者患有高血压、糖尿病多年，未严格控制。两年前突发中风，经治疗后遗留左侧肢体轻度偏瘫及语言障碍。近半年来，家属发现患者记忆力明显减退，反应迟钝，经常忘记日常事物，如忘记吃药、迷路等。患者无头痛、头晕，二便正常，饮食尚可。

**查体及实验室检查**：患者神清，言语欠清晰，左侧肢体肌力4级，肌张力正常，左侧巴氏征阳性。简易精神状态检查（MMSE）评分20分，提示轻度认知障碍。舌暗红，苔薄白，脉弦细。头颅MRI：右侧基底节区及额叶多发梗死灶。

**西医诊断：**脑梗死后遗症；血管性痴呆。

**中医诊断：**中风病（中经络），风痰阻络证；痴呆。

**治疗原则：**醒脑开窍，益气调血，扶本培元。

**针灸取穴：**主穴，双侧内关、人中、三阴交。配穴，百会、四神聪、四白、太冲、丰隆、风池、完骨、天柱。

**操作手法：**先针双侧内关 0.5～1 寸，施捻转提插泻法1 分钟。继刺人中，向鼻中隔下斜刺 0.5 寸，用雀啄法至流泪或眼球湿润为度。三阴交，沿胫骨后缘与皮肤成 45°进针 1～1.5 寸，用提插补法使下肢连续抽动 3 次为度。极泉，在腋横纹下 1 寸，肱二头肌内侧缘，向下向内斜刺进针1～1.5 寸，用提插泻法，有触电感直达手指，并见手指抽动 3 次。尺泽，直刺 1 寸，操作手法及量学要求同极泉。委中，采取仰卧直腿抬高体位取穴，进针 1 寸，用提插泻法，使下肢抽动 3 次。双侧丰隆，直刺 1～1.5 寸，取强提插捻转泻法，轻插重提，以患者出现酸、麻、胀直至不耐受为度。风池、完骨、天柱三穴，均直刺 1～1.5 寸，用小幅度高频率捻转补法，每穴分别施手法 1 分钟。百会、四神聪，均向后斜刺 0.3～0.5 寸，施用捻转平补平泻法，行手法 1分钟，留针 20 分钟。四白，直刺 0.3～0.5 寸，行捻转补法。太冲，直刺 0.8～1 寸，施用作用力方向的捻转泻法，即左侧逆时针、右侧顺时针捻转用力，针体自然退回，行手法 1分钟，留针 20 分钟。上述穴位每日针灸 1 次，留针 30 分钟。

**治疗结果：**经过 1 个月的治疗，患者记忆力有明显改善，反应速度加快，能够独立完成简单的日常任务。MMSE评分提升至 26 分，显示认知功能有所恢复。查体见患者精神状态好转，言语清晰度增加，左侧肢体肌力保持稳定。

**按语：**本病属中医学"痴呆"范畴，病位在脑，与心、肝、脾、肾有关。老年患者阴气已衰，肾精不足，水不涵木，肝阳偏亢，致使肝阳化风，夹气血痰瘀上冲清窍，阻滞脑络，发为中风。脑为清灵之窍、髓海之居，为元神之府。年高积损、肾虚髓空则元神之府失于充养而神明无主；蕴湿积热、痰浊内生、邪扰清窍而神志逆乱，故见不识人、善忘、计算不能及情绪不稳、强哭强笑等各种痴呆症状。

内关为心包经穴，又为八脉交会穴之一，通阴维脉。阴维脉维系全身阴经，内关通于三焦经，可调理气机；人中为督脉穴，通任脉。督脉与任脉一阴一阳，犹如天地，可通调天地阴阳之经气。督脉络脑，其分支与心相联系，针刺人中可醒脑开窍、调理阴阳；百会穴亦名三阳五会、泥丸宫，归属督脉，为手三阳经与督脉之会，为督脉的要穴，具有督脉的功效，可治神志病。百会穴位居颠顶，其深部即为脑之所在，与脑关系密切，是调节大脑功能的要穴。四神聪、四白可使神智安宁，明目聪耳。诸穴合用，可醒脑开窍、滋补肝肾、填精补髓、宁心安神，体现了"醒神、调神"之法。风池、完骨、天柱具有补益脑髓、升清降浊之功；太冲、三阴交有滋补肝肾、生髓补脑之力；加之丰隆化痰降浊、活血散瘀。

## 5.中风后运动性失语

运动性失语属中医学"舌喑"范畴，为脑血管疾病常见并发症，属中枢性的发声及语言障碍。西医学认为其病因由大脑皮质语言功能区病变所致。

**案例：**黄某，男，72岁。

**主诉：**言语謇涩1个月余。

**病史：**患者1个月前无明显诱因出现言语謇涩，不能自主叙述出完整词语或句子，右侧肢体不遂。曾于天津市第一中心医院查颅脑核磁共振成像（MRI），示双侧基底节区、右侧丘脑梗死灶，脑干缺血软化灶。后至所居住街道社区医院接受针灸治疗（具体情况不详）。经治疗，患者仍不能自主表达词意，影响生活质量，为进一步恢复来本院寻求针灸治疗。刻下患者神清，精神萎靡，表情淡漠，言语謇涩，语声低微，不能叙述完整词语及句子，右侧肢体可轻微抵抗阻力，右口角歪斜，纳尚可，寐安，二便调。舌暗红，苔白腻，脉沉细。

**查体及实验室检查：**神清，右侧口角歪斜，右侧肢体肌力4级，肌张力增高，腱反射活跃，右侧巴宾斯基征阳性，左侧肢体肌力、肌张力正常。头颅MRI示双侧基底节区、右侧丘脑梗死灶。

**西医诊断：**脑梗死；运动性失语。

**中医诊断：**中风，中经络；舌喑，痰瘀阻窍证。

**治疗原则：**醒神开窍，化瘀通络。

**针灸取穴：**内关、人中、三阴交、风池、完骨、翳风、委中、廉泉、百会、四神聪，以及舌面、咽后壁及舌下金津、玉液点刺。

**操作手法：**内关，直刺 1.0～1.5 寸，行捻转提插泻法 1 分钟；人中，向鼻中隔方向斜刺 0.5 寸，行雀啄泻法，以眼球湿润为度。两穴均用以醒神利窍。三阴交，直刺进针 1.0～1.5 寸，行提插补法 1 分钟，以滋补肝肾。风池、完骨、翳风，均针向喉结，震颤徐入 2.0～2.5 寸，施小幅度高频率捻转补法 1 分钟，治以通关开窍。委中，行提插泻法至肢体抽动 3 次为度，不予留针。百会、四神聪，向后平刺 1.0 寸，均用小幅度高频率捻转补法。咽后壁、舌面用 2.0 寸毫针快速点刺舌面 10 余次，以微见细小出血为宜。舌下金津、玉液二穴，嘱患者张口卷舌，暴露舌底部，用三棱针点刺金津、玉液，以出血 2mL 为宜。每日 1 次，每次 20 分钟，14 天为 1 个疗程。

**治疗结果：**1 周后，患者开始逐渐能口述简单的短句；2 周后可叙述长句，进行简单对话；右口角歪斜基本消失，可灵活完成吃饭、穿衣等日常活动；1 个月后，可与人流利交流，面部神态逐显生动，可搀扶行走。

**按语：**《疡医大全·卷十五》载："舌喑者，中风而舌不转运，舌强不能言是也。"中风后失音总体来说以正气不足，肝肾阴亏，肝阳上扰、肝风内动、血脉不通，风邪留而不祛为致病之本；以风、火、痰、湿、气、血为致病之标。语言謇涩则为正气亏虚，痰浊内扰脑部清窍所致。患者年过花甲，气血本虚，虚则化痰生瘀，阻于脑络。故治以醒脑开窍、化痰利窍、兼益气养血。

内关为八脉交会穴之一，通阴维脉，为手厥阴心包经之络穴，有养心安神、疏通气血之功；人中为督脉与手足阳明经之会穴，督脉起于胞中，上行入脑达颠，故泻人中可调泻督脉，开窍利脑；三阴交为足三阴经的交会穴，足三阴之经脉均与舌相络，补之可达补益肝肾、健脾利湿之功；风池、完骨均为胆经近脑的腧穴，胆主决断，开之则脑窍通畅；百会、四神聪为头部穴位，协助醒脑开窍穴位共达开窍启闭之功效；舌为心之苗窍，且通于脾、肾，点刺舌面与舌下金津、玉液穴，可刺激与舌体联系的经络，疏通经气、调整气血、开窍醒神，有利于濡养舌体，增强舌的功能活动。

## 6. 中风后语言障碍

语言障碍是中风后遗症之一，主要包括失语症和构音障碍两大类。语言障碍不仅是中风患者的并发症，甚至可以说是中风后的主要症状。文献统计称，约70％的中风患者在中风后都有不同程度的语言障碍，患者因中风失语而直接影响日常生活，因此积极的治疗就显得尤为重要。

**案例**：张某，男性，62岁。

**主诉：** 右侧肢体乏力伴言语不清 2 个月余。

**病史：** 患者 2 个月前无明显诱因下出现言语不清，至医院就诊。查头部 CT 提示左侧放射冠、基底节区梗死灶。住院期间予以清除氧自由基、改善脑代谢治疗，但症状改善不明显。刻下患者神清，精神可，右下肢乏力，言语不清、发声困难，时有吞咽困难、饮水呛咳，纳眠可，二便调。舌黯，苔黄腻，脉弦细。

**查体及实验室检查：** 患者神清语涩，表达不清，但能理解他人言语。构音器官检查未见明显异常，舌体活动尚可。四肢肌力、肌张力正常，无其他阳性体征。颅脑 MRI 示左侧放射冠、基底节区脑梗死。血液生化检查未见明显异常。

**西医诊断：** 脑梗死后遗症。

**中医诊断：** 中风病（中经络），风痰阻络证。

**治疗原则：** 醒脑开窍，祛风化痰，通窍利舌。

**针灸取穴：** 主穴，双侧内关、人中、三阴交。配穴，风池（双侧）、完骨（双侧）、天柱（双侧）、上廉泉、极泉（患侧）、尺泽（患侧）、委中（患侧）；金津、玉液点刺放血。

**操作手法：** 先刺双侧内关，直刺 0.5～1 寸，采用提插捻转结合的泻法，施手法 1 分钟。继刺人中，向鼻中隔方向斜刺 0.3～0.5 寸，用重雀啄法，至眼球湿润或流泪为度。再刺风池、完骨、天柱，针尖微向下，向喉结方向刺入 1.5～2 寸，采用小幅度高频率捻转补法，行手法 1 分钟，以患者感到局部酸胀感为宜。上廉泉，向舌根部斜刺 2 寸，施用提插泻法，以舌根部麻胀感为度。金津、玉液，用舌钳或无菌巾将患者舌体拉起，在舌下可见两支静脉，用三棱针点刺舌下静脉，以出血 1 ～ 3mL 为度。上述穴位每日针灸一次。

**治疗结果：** 针灸 5 次后，患者语言好转，能够对话，但吐字不清。针灸 10 次后，患者言语表达能力得到显著改善，能够清晰、准确地表达自己的意思。查体见构音器官活动自如，舌体活动灵活。后续门诊巩固治疗。

**按语：** 中风后语言障碍属中医学舌强语謇、不语、喑痱范畴。主要病机为气滞血瘀，痰涎壅盛，闭阻舌窍。舌为心之苗，心开窍于舌，若痰浊瘀血阻滞经脉、闭阻舌窍，则见言语含混不清、理解力下降，或伴舌体挛缩、舌体活动不利及流涎等症。

《针灸大成》指出："舌肿难语，廉泉、金津、玉液。"从解剖部位来看，上廉泉穴周围神经分布有舌神经、颈皮神经，深层有舌下神经及其分支，血管有舌动脉、舌静脉。刺激这个部位能兴奋运动神经，调节该区的血管和肌肉的功能活动，有利于舌体功能的恢复。《灵枢·九针十二原》说："凡用针者，虚则实之，满则泄之，菀陈则除之，邪胜则虚之。"本病属痰瘀阻络之证，舌底络脉瘀曲。金津、玉液点刺放血有利于清除瘀血、通经活络，使得精血濡养经脉，舌体运动得以恢复。

## 7. 中风后吞咽障碍

卒中后吞咽障碍（dysphagia after stroke，DAS）是中风病常见的并发症状，根据病发部位与疑核的位置关系，分为真性延髓性麻痹和假性延髓性麻痹。临床表现相似，主要包括吞咽困难、饮水呛咳、咀嚼不能、语言不利等症状。

根据《本草纲目·辛夷》中"脑为元神之府……九窍为之不利"的记载，石院士认识到"神损"不仅会导致患者精神意识异常，还会引起患者器官、肌肉、肢体的功能不利。脑窍闭阻，脑神失用，无法导气于口、舌、咽等关窍，致使这些关窍功能失常。因此，石院士将中风后吞咽障碍的病机归为"窍闭神匿，神不导气，关窍痹阻"，并在"醒脑开窍"针刺法的基础上创立了"通关利窍"针法，专门用于治疗中风后吞咽障碍。该针法的主穴包括双侧内关、人中、患侧三阴交、双侧风池、双侧完骨、双侧翳风及咽后壁点刺。

选穴遵循《素问·宝命全形论》中"凡刺之真，必先治神"的针刺理念，中风病的治本之法在于"醒脑、调神"。研究表明，中风的病变部位在脑府，而调神即改善高级中枢的受损，两者不谋而合。明代有"脑为神之府""心主藏神"之说，故石院士认为心脑同源，首选内关、人中、三阴交以治"神"。针刺内关可以调理心神，疏通气血，改善心功能，同时增加脑灌注量，改善脑组织缺血。人中属督脉与手足阳明经的交会穴。《难经·二十八难》载："督脉者……

上至风府，入属于脑。"故针刺人中穴可醒脑开窍，启闭元神。研究证实，针刺人中穴能抑制脑缺血引起的多种炎性细胞因子的表达，保护和调节血脑屏障，促进脑损伤部位的血管新生，增加缺血区的氧供和营养支持，并可调节相关细胞因子表达与重塑，通过多方面的调节作用，减轻脑缺血造成的病理损伤，缩小梗死体积。三阴交穴可补脑生髓，益气生血。风池、完骨、翳风、咽后壁点刺则用于治疗"窍"的病变。风池穴可祛风、醒脑、利咽。现代研究证实，针刺风池穴能抑制交感神经的兴奋性，修复受损血管内皮，调节脑底动脉系统肾上腺素能神经与胆碱能神经，使血管舒张或收缩，改变椎基底动脉血流。完骨穴可调阳气、祛风热、宁神志，针刺完骨穴可刺激吞咽中枢和脑内运动神经细胞，改善大脑神经细胞的传导功能，促进吞咽功能及大脑后循环血供的恢复。翳风穴善于治疗口面、耳及咽喉部疾患。此三穴合用，既能改善椎基底动脉的血供，也促进了吞咽相关神经功能的修复。同时，局部点刺可直接刺激吞咽反射的感受器。

**案例 1：**李某，男，67 岁。

**主诉：**右侧肢体不遂，吞咽困难 1 个月余。

**病史：**患者 1 个月前出现右侧肢体不遂、吞咽困难、饮水呛咳、言语謇涩，不能自主叙述出完整词语或句子。曾于外院接受针灸治疗（具体情况不详），肢体活动略有好转，但其余症状未有改善。否认其他病史。为进一步治疗，特来我院寻求针灸治疗。刻下：患者神清，但精神萎靡，表情淡漠，口歪，吞咽困难，无恶心呕吐，言语不利。右侧肢体可抬离床面约 15°，纳寐可，二便调。舌暗红，苔白腻，脉沉细。

**查体及实验室检查：**血压 140/90mmHg，右侧肢体肌力 3 级，右侧肌张力亢进。右侧巴宾斯基征阳性；洼田饮水试验阳性（4 级）。颅脑 CT、MRI：双侧基底节区、左侧丘脑梗死灶。

**西医诊断：**卒中后吞咽障碍。

**中医诊断：**中风（中经络），风痰阻络证。

**治疗原则：**通关利窍，化瘀通络。

**针灸取穴：**主穴，内关（双侧）、人中、三阴交（患侧）。配穴，极泉（患侧）、尺泽（患侧）、委中（患侧）、合谷（患侧）、风池（双侧）、完骨（双侧）、翳风（双侧）、上廉泉、百会、四神聪，以及舌面、咽后壁、舌下金津、玉液点刺。

**操作手法：**内关直刺 1 ～ 1.5 寸，行捻转提插泻法 1 分钟；人中向鼻中隔方向斜刺 0.5 寸，行雀啄泻法，以眼球湿润为度；三阴交直刺进针 1 ～ 1.5 寸，行提插补法 1 分钟，使下肢略微抽动。极泉穴沿经下移 1 寸，避开腋毛，直刺 1 ～ 1.5 寸，用提插泻法，以患侧上肢略微抽动为度，不留针。尺泽穴屈肘成 120°，直刺 1 寸，用提插泻法，使患侧前臂、手指抽动 3 次为度。委中穴仰卧直腿抬高取穴，直刺 0.5 ～ 1 寸，施提插泻法，使患侧下肢略微抽动，不留针。合谷穴直刺 1 ～ 1.5 寸，刺向三间处，施提插泻法 1 分钟，以患侧食指伸直为度。风池、完骨、翳风穴震颤徐入2～2.5寸，均针向喉结，施小幅度、高频率捻转补法1分钟。上廉泉针向舌根1.5～2寸，提插泻法。百会、四神聪穴向后平刺1寸，均用小幅度、高频率捻转补法。舌面、咽后壁以2寸毫针快速点刺舌面10余下，以微见细小出血为宜。舌下金津、玉液二穴，嘱患者张口卷舌，暴露舌底部，用三棱针点刺金津、玉液，以出血2mL以上为宜。上方每日治疗1次，每次30分钟，14天为1个疗程。

**治疗结果：**治疗3周后，患者可进食稀粥、稀米糊，且可少量慢慢饮水。1个月后，肢体活动可不依靠医生或家属的搀扶步行，主要症状基本好转。

**按语：**本例患者为脑梗死后并发吞咽障碍的假性延髓性麻痹，临床表现以右侧肢体不遂伴吞咽障碍、语言不利为主。应用"通关利窍"针刺法以醒脑开窍，滋补三阴，通关利窍。在治疗过程中，让患者做吞咽动作，并根据动作的完成度及数量，让患者逐渐由口部进食，食物由稠到稀，由少到多，由简单到复杂。同时，针对患者语言不利症状，石院士加上廉泉、金津、玉液点刺放血，且上廉泉向舌根部斜刺2寸，以提插泻法，以舌根部麻胀为度，并嘱咐患者家属在空闲时间多与患者交流沟通，让患者减慢速度多讲话。石院士针对中风后出现的吞咽障碍一症，谨守"经络所过，主治所及"的治疗原则，取少阳经"风池、完骨、翳风"三穴合用，既能改善椎基底动脉的血供，也促进了吞咽相关神经功能的修复。咽后壁点刺可活血化瘀、通络利咽，同时咽后壁局部点刺可直接刺激吞咽反射的感受器，促进吞咽反射弧的重建。以上诸穴合用，达到"通关利窍"之效。

**案例 2**：刘某，男，65 岁。

**主诉**：右侧肢体活动不利伴吞咽障碍 13 天。

**病史**：患者 13 天前如厕后跌倒，右侧肢体失去自主活动能力，呈全瘫状态，语言不利。当时神志清楚，由家属紧急送至医院。急查头部 CT 未见出血，纤维蛋白原值为 2.16g/L。随后接受了溶栓、脱水、降颅压等支持疗法，待病情平稳后出院。现患者神清，但右侧肢体仍处于全瘫状态，语言含混不清，饮水时易咳呛，舌暗苔白腻，脉弦滑。

**查体及实验室检查**：血压 120/80mmHg，脉率 76 次/分。伸舌时舌体向右偏斜，右侧鼻唇沟变浅，额纹对称。右侧肢体肌力 0 级，右侧生理反射减弱，肌张力较左侧低，肌容量左右对称。巴氏征右侧阳性，其余病理反射未引出。饮水时易咳呛。双侧颈动脉搏动对称，心音低钝，双肺呼吸音清晰，腹部柔软，肠鸣音低。颅脑 MRI：左基底节区脑梗死灶；两基底节、右丘脑、脑干区存在软化灶。

**西医诊断**：脑梗死。

**中医诊断**：中风病（中经络），风痰阻络证。

**治疗原则**：醒脑开窍，滋补肝肾，利咽通痹。

**针灸取穴**：主穴，双侧内关、人中、三阴交。配穴，极泉（患侧）、尺泽（患侧）、委中（患侧）、风池（双侧）、完骨（双侧）、翳风（双侧）、咽后壁点刺。

**操作手法：**先针刺双侧内关，进针 1 寸，施予捻转提插复式泻法，操作 1 分钟。继而针刺人中，进针 0.5 寸，采用雀啄泻法，以眼球湿润或流泪为度。三阴交沿胫骨后缘与皮肤成 45° 进针 1 ～ 1.5 寸，采用提插补法。极泉穴在腋横纹下 1 寸，肱二头肌内侧缘向下向内斜刺进针 1 ～ 1.5 寸，用提插泻法，患者有触电感直达手指，并见手指抽动 3 次。尺泽穴直刺 1 寸，操作手法及量学要求与极泉穴相同。委中穴采取仰卧直腿抬高体位取穴，进针 1 寸，用提插泻法，使下肢抽动 3 次。风池、完骨穴针向结喉方向，进针 2.5 ～ 3 寸，采用小幅度、高频率捻转补法，双手同时操作，施手法 1 分钟。翳风穴向咽喉方向缓慢进针 2.5 ～ 3 寸，手法与风池穴相同。咽后壁点刺：用压舌板压住患者舌体，暴露咽后壁，用 3 寸长针进行点刺。上述穴位每日针刺一次。

**治疗结果：**治疗 7 天后，患者肢体运动功能较前有所好转，右上肢可轻微内收，右下肢可抬离床面约 30°，饮水时偶有呛咳。治疗 20 天后，患者可在搀扶下缓慢行走，右上肢肌力达到 2 级，饮水无呛咳，吞咽功能恢复。约 3 个月后，患者可独立行走，生活基本能够自理。

**按语：**中风后出现的吞咽困难是由于关窍运动失调所致，如舌强、口歪、咀嚼吞咽困难等。口舌咽喉等关窍的功能均由脑神所主宰，这是脑"生散动觉之气"的具体表现。其病理机制可概括为"窍闭神匿，神不导气，关窍痹阻"。治疗的关键在于醒脑开窍，通关利窍。

内关可调整心脏功能，改善机体循环，从而增加脑血氧供应。同时与人中相配合应用，可达到开窍醒神的作用。针刺三阴交可补肝健脾益肾，采用补法能益肾、填精、生髓，髓海充实则脑窍清明。风池、完骨深层有椎动脉和椎静脉，针刺这些穴位可以明显改善椎基底动脉的血液循环，直接促进脑干侧支循环的建立，加强局部血流，减轻局部水肿，促进神经恢复，从而改善吞咽及发音功能。翳风属于手少阳三焦经，为手足少阳之交会穴，擅长治疗口咽部疾患，可祛风散邪、调节三焦之气。咽后壁点刺具有活血化瘀、通关利窍的功效，有利于吞咽和语言功能的恢复。

## 8. 中风后呃逆

临床上呃逆的常见病因包括：饮食不当、情志不遂、正气虚弱等。其基本病机为胃失和降、气逆动膈。进食过快、过量食用冷饮或正气虚弱均可导致胃气上逆动膈。忧思过度会伤及脾脏，使其运化失职，从而滋生痰浊，逆气夹带痰浊上冲动膈；恼怒则伤肝，使肝失疏泄，气机不畅，横逆犯胃，导致胃气上逆动膈；体质虚弱或大病初愈后，正气亏虚，脾胃受损，胃失和降，同样会引发呃逆。临床上，无论何种证型的呃逆，其最终病机均为胃气上逆动膈，逆气上冲至喉间而发作。西医学认为，中风后呃逆是由于中枢神经（特别是脑干，尤其是延髓部分）受损，交感神经、迷走神经、膈神经及膈肌与呼吸辅助肌等共同参与的神经肌肉反射活动异常。

石学敏院士指出，中风后呃逆的发生，除上述原因外，还与中风病的病位——脑密切相关。明代医学家李时珍曾说："脑为精明之府以任物。"按照西医学的理解，即高级中枢——大脑保持清明，则五脏六腑得以安定。中风后呃逆的根源在于脑神窍闭，脑神改变直接影响五脏六腑气机的正常运行，导致肝失疏泄、脾失健运、胃气上逆。进而引发脾胃功能失调，胃失和降，胃气上逆动膈。因此，他提出中风后呃逆的发病机制为窍闭神匿、胃气上逆。根据这一发病机制，确立了"调神降逆"为其治疗法则。调神是降逆的基础，降逆有利于调神，二者在治疗中风后呃逆时不可分割。

**案例 1**：张某，男性，72 岁。

**主诉**：右侧肢体活动不利 2 周，伴呃逆 3 天。

**病史**：患者 2 周前无明显诱因下出现右侧肢体活动不利，瘫倒在地。家属发现后立即送往医院就诊，查头颅 MRI 示脑干梗死。给予营养脑细胞、抗血小板聚集、改善脑代谢和改善微循环等方法治疗。3 天前，患者逐渐出现呃逆不止，肌注氯丙嗪后症状短暂缓解。现患者频发呃逆，入夜尤甚，时有干呕，持续时间可达 6 ～ 7 小时，严重时伴呼吸急促、咳嗽，夜间无法安睡。

**查体及实验室检查**：患者神昏，面色少华，血压 140/100mmHg，失语，需鼻饲。右侧肢体活动不利，上下肢软瘫。呃逆频作，声低有力，伴发腹肌紧张。寐差，大便不畅。舌淡白，舌苔白，脉沉弦。头颅 MRI：脑干梗死。

**西医诊断**：脑梗死；膈肌痉挛。

**中医诊断**：中风（中经络）；呃逆，肝郁犯胃。

**治疗原则**：调神降逆。

**针灸取穴**：内关（双侧）、人中、膻中、中脘、风池（双侧）、完骨（双侧）、翳风（双侧）、足三里（双侧）、太冲（双侧）。

**操作手法**：患者取仰卧位。先刺双侧内关穴，针尖向上斜刺 15～25mm，施予捻转与提插相结合的泻法，捻转角度大于 180°，操作 1 分钟，患者自觉针感下传至手指。再刺人中穴，向鼻中隔斜刺 3～5mm 后，捻转针柄 360°，施予雀啄泻法，以患者流泪或眼球湿润为度。膻中穴向下沿皮下平刺 25～30mm，行提插泻法，以患者自感酸胀为度。中脘穴直刺 15～30mm，行呼吸补泻之补法 1 分钟。足三里穴取 3 寸芒针平刺，方向与胫骨平行，针尖指向外踝，轻捻缓进，深达 3 寸，施予捻转泻法，得气后使针感向周围扩展。再用芒针针刺双侧风池、完骨、翳风穴，风池穴向双侧眼角直刺 2～2.5 寸，双侧完骨、翳风穴直刺 2～2.5 寸，均施以小幅度、高频率捻转补法，双手操作，持续 1 分钟。太冲穴（双侧）针刺 15～25mm，行捻转泻法 1 分钟。留针 30 分钟，每天治疗 1 次。

**治疗结果**：治疗当晚，患者呃逆明显减少，每小时发作 20 余次，2～3 小时后可自行停止。之后呃逆频率逐日减少，至第 4 天完全停止。

**按语**：人中穴位居督脉，为督脉、手足阳明经之会，是

51

醒神开窍的要穴。督脉上行入脑，针刺人中穴以调神，施以泻法，既可醒神开窍启闭，又可振奋督脉之阳，借督脉与足太阳经、冲脉、任脉及心、肾等脏腑的联系，发挥其调理脏腑气血的作用。内关穴为八脉交会穴之一，通于阴维脉，属厥阴心包之络穴，具有宽胸利膈、降逆止呃的功效。内关向上斜刺可通经导气、调理全身三焦气机。内关、人中两穴相配，既可醒脑调神，又可降逆止呃。膻中穴位于任脉，为心包募穴，又为八会穴之气会，具有宽胸利膈、理气止痛、调理气机的功效。中脘为胃之募穴，六腑之会，具有健脾和胃的作用。足三里穴为胃之下合穴，合治内府，可和胃健脾、升降气机。沿经向下斜刺具有顺经导气、调理脾胃气机的功能。太冲穴具有调肝理气的功效，使肝气疏泄得畅，进一步促进脾升清阳、胃降浊气的功能。风池、完骨、翳风三穴位于椎基底动脉环处，椎基底动脉系统负责颅内 1/3 的血供。针刺此三穴可促进脑动脉供血，改善脑动脉血流动力及微循环，具有健脑调神、安神利窍的作用。诸穴合用，相得益彰，共奏调神降逆之功。

《灵枢·本神》载："随神往来者谓之魂，并精而出入者谓之魄，所以任物者谓之心，心有所忆谓之意。"可见，各种精神活动都是神的一部分，神伤会影响人的各种精神活动。因此，在治疗中风后呃逆时，必先调其"神"。神清则全身气机升降条达，五脏六腑气机各行其通、升降有序，这是治疗百病之首。特别对于中风后出现顽固性呃逆的患者，调神、醒神更是治疗的根本。

**案例 2**：王某，女性，65 岁。

**主诉**：左侧肢体麻木无力伴呃逆 10 天。

**病史**：患者于 10 天前无明显诱因出现左侧肢体麻木无力，伴频发呃逆，入夜尤甚，持续时间可达 5～6 小时，饮水呛咳。先后就诊于某医院，查颅脑 MRI 示脑干梗死，诊断为脑梗。经抗血小板聚集、改善脑代谢和改善脑循环等方法治疗，并予肌内注射甲氧氯普胺和氯丙嗪治疗呃逆，上述症状未见明显好转。呃逆仍频发，且诱发呕吐，夜间不能安睡。为进一步治疗，就诊于本院。刻下：患者神清，面色少华，言语欠清晰，饮水呛咳，左侧肢体麻木无力，上下肢肌力均 4 级。呃逆频作，声低有力，伴发腹肌紧张，上腹痛，恶心欲呕，脘腹胀闷，纳少，寐差，大便不畅，每 2 日 1 次。舌淡，苔厚腻，脉沉弦。

**查体及实验室检查**：神清，精神可，言语欠流利。左侧肢体肌力 4 级，肌张力正常，左侧巴氏征阳性。心肺听诊未闻及异常。腹部平坦，无压痛、反跳痛，肠鸣音正常。颅脑 MRI 示脑干梗死。

**西医诊断**：脑干梗死；膈肌痉挛。

**中医诊断**：中风病（中经络）；呃逆，气滞湿阻型。

**治疗原则**：醒神开窍，理气和胃，降逆止呃。

**针灸取穴**：内关（双侧）、人中、三阴交（双侧）、攒竹（双侧）、膻中、中脘、足三里（双侧）、咽后壁双侧软腭弓。

**操作手法**：患者取平卧位，先刺内关，直刺 1.0～1.5 寸，行提插捻转泻法，使针感传至手指尖；人中，向鼻中隔

53

方向斜刺 0.3～0.5 寸，行雀啄法，至眼球湿润为度；三阴交，沿胫骨内侧缘方向斜刺 1.0～1.5 寸，行提插补法，至患肢抽动 3 次为度；攒竹，直刺 0.2～0.3 寸，行小幅度捻转泻法，使局部产生酸胀感；膻中，平刺 0.5～1.0 寸，行小幅度捻转手法，平补平泻，使局部产生酸胀感；中脘，直刺 1.0～1.5 寸，行小幅度捻转泻法，使局部产生酸胀感；足三里，直刺 1.5～2.0 寸，行提插泻法，使针感下传至足背。咽后壁软腭弓点刺放血，嘱患者张口，用压舌板压住舌体，充分暴露咽后壁，用 3.0 寸长针点刺咽后壁双侧软腭弓，至两侧分别 3～5 个出血点为度，不留针。其余穴位留针 30 分钟，每日 1 次。

**治疗结果：** 治疗 3 日后，患者呃逆较前明显减少；治疗 6 日后，患者呃逆未再发作。

**按语：** 中风后出现的呃逆与中风病位在脑有关。中风后窍闭神匿，神不导气，致使气机失调，胃失和降，膈间气机不利，胃气上逆动膈。治疗当以醒神开窍，理气和胃，降逆止呃为主。内关、人中和三阴交为治疗中风病之主穴，三穴配伍可醒脑开窍、调神导气。且人中属督脉穴位，脏腑功能活动可通过膀胱经腧穴经督脉经气支配，故刺激人中可调节脏腑气机，达到宣降胃气、止呃之效。内关属手厥阴心包经之络穴，络通三焦经，可调畅三焦气机，宽胸理气，利膈止呃；攒竹属足太阳膀胱经，为治疗呃逆的经验穴，具有降逆止呃的作用；膻中为八会穴之气会，可调理全身气机，理气止呃；中脘属胃之募穴，足三里属胃之下合穴，两者均可健脾和胃、调畅脾胃气机。咽后壁软腭弓点刺放血可疏通局部气血，刺激咽部神经肌肉，抑制迷走神经的兴奋性，发挥止呃作用。

## 9.中风后肩手综合征

中风患者瘫痪的肢体若未及时进行被动锻炼，会引起多种骨关节、软组织病变。肩手综合征便是最常见的软组织病变之一，常发生于脑卒中后的 3 个月内。该病指的是瘫痪上肢的肩部及手指、腕关节处发生疼痛、肿胀及活动受限等临床综合征。

**案例**：张某，女性，58 岁。

**主诉**：左侧肩手肿痛伴活动受限 4 个月余。

**病史**：患者 4 个月前突发中风，经诊断为脑梗死。经西医住院治疗，病情得到控制，但遗留左侧肢体偏瘫。近期，患者感到左侧肩部疼痛，手部肿胀，活动受限，且症状逐渐加重，影响日常生活。曾尝试口服消炎止痛药及物理治疗，但效果不佳。刻下：左侧肢体乏力僵硬，左上肢肌肉萎缩，左肩活动范围明显受限，左手腕关节及指间、掌指关节屈伸不利，舌淡暗、苔薄白，脉弦细。

**查体及实验室检查**：神清，语言正常。左侧肢体肌张力增高，左上肢肌力 2 级，左下肢肌力 3 级，左侧腱反射亢进，左巴氏征阳性。左侧肩部压痛明显，手部肿胀，活动度受限。左上肢肩手综合征量表（SHSS）评分 7 分，视觉模拟量表（VAS）评分 5 分，上肢运动功能量表（FMA）评分 12 分。颅脑 MRI：右侧颞顶叶脑梗死。肩关节及手部 X 线检查未见骨折及骨质破坏。

**西医诊断：** 肩手综合征；脑梗死后遗症。

**中医诊断：** 痹证，气虚血瘀证；中风病。

**治疗原则：** 醒脑开窍，舒筋活络，消肿止痛。

**针灸取穴：** 主穴，内关（双侧）、上星、印堂、百会、三阴交（患侧）。配穴，肩髃（患侧）、肩髎（患侧）、肩贞（患侧）、肩中俞（患侧）、肩外俞（患侧）、曲池（患侧）、手三里（患侧）、外关（患侧）、合谷（患侧）、后溪（患侧）、阳陵泉（患侧）、痛点阿是穴（刺络拔罐）。

**操作手法：** 施针者位于受试者右前侧，先针印堂，向鼻根部斜刺 8 ～ 10mm，采用轻雀啄手法，以流泪或眼球湿润为度；上星采用长 75mm 毫针沿皮刺，针尖透向百会，施用小幅度、高频率捻转补法，即捻转幅度小于 90°，捻转频率为 120 ～ 160 次 / 分，顺时针捻转，行手法 1 分钟；双侧内关针刺 0.5 ～ 1 寸，施捻转提插泻法 1 分钟；三阴交沿胫骨后缘与皮肤成 45° 进针 1 ～ 1.5 寸，用提插补法，以下肢连续抽动 3 次为度。肩髃、肩髎、肩贞、肩中俞、肩外俞均采用捻转提插泻法，每穴行手法 1 分钟，留针 20 分钟。合谷、后溪行提插补法，以患者感到手部温热为度。曲池、外关行平补平泻法，以局部酸胀感为度；手三里、阳陵泉行平补平泻法，以促进肢体活动。

治疗结果：经过 4 周的治疗，患者左侧肢体乏力僵硬及肌肉萎缩明显好转，左肩活动范围明显增大，左手腕关节及指间、掌指关节屈伸不利较治疗前明显好转。后续继续门诊巩固治疗。

按语：本病属中医学"痹证""偏枯"等范畴。中风后患者长期卧床，久卧则伤气，气虚而致瘀，瘀则血脉不通，气血不畅，出现"不通""失养"而致疼痛。气血运行不畅，经络瘀阻，导致阳气不通，气虚寒凝，瘀血阻滞，化为痰水，从而引发肿胀，最终导致运动功能障碍。《金匮要略·水气病脉证并治》云："血不利则为水。"故本病的病机为气滞血瘀水停。气血瘀滞亦可导致肢节肿胀。肩关节疼痛属于经筋发病，在治疗中重点运用肩部经筋围刺之法。所列腧穴通过疏通各经经气等作用，协同发挥治疗效果。肩部经脉主要是手阳明大肠经、手太阳小肠经经筋。肩髃、肩髎、肩贞穴分属手三阳经，可疏通各经经气，配合痛点刺络拔罐，使瘀血得去，精血濡养经脉，从而改善肩关节周围功能活动。

## 10. 中风后手指功能障碍

中风后手指痉挛是中风后遗症的常见功能障碍，主要表现为手指肌张力增高，屈曲、拘挛，不能自主伸展，强握，被动活动困难。瘫痪时，肢体远端受累较重且恢复最迟、最差。在康复过程中，人们往往更重视下肢的功能锻炼，而忽视上肢，尤其是手功能的康复。本案例体现了醒脑开窍针刺法对于中风后手指握固或手指功能障碍的诊治特点。

**案例：** 李某，男，58 岁。

**主诉：** 右侧肢体活动障碍 3 个月余。

**病史：** 患者 3 个月前无明显诱因下出现头晕伴右侧肢体活动障碍，于当地医院诊断为脑梗死。经溶栓、抗血小板治疗后，生命体征稳定，但遗留右侧手指功能障碍。患者平素血压偏高，控制尚可，无糖尿病史，家族中有中风病史。中风后曾接受康复治疗，但手指功能恢复不明显。

**查体及实验室检查：** 神清、精神尚可，右侧上肢肌张力略高，手指屈曲内收，主动活动度受限，被动活动尚可。右上肢肌力 4 级，手指肌力 3 级。深浅感觉正常，无其他阳性体征。舌质淡红，苔薄白，脉弦细。颅脑 MRI：左侧基底节区脑梗死。血液生化检查示血脂偏高，其余指标未见异常。

**西医诊断：** 脑梗死后遗症。

**中医诊断：** 中风病（中经络），风痰阻络证。

**治疗原则：** 醒脑开窍，益气活血，通络止痛。

**针灸取穴：** 主穴，双侧内关、人中、三阴交。配穴，极泉（患侧）、尺泽（患侧）、委中（患侧）、百会、四神聪、合谷（患侧）、上八邪（患侧）。

**操作手法：** 先刺双侧内关，直刺 0.5 ～ 1 寸，采用提插捻转结合的泻法，施手法 1 分钟；继刺人中，向鼻中隔方向斜刺 0.3 ～ 0.5 寸，用重雀啄法，至眼球湿润或流泪为度；再刺三阴交，沿胫骨内侧缘与皮肤成 45° 斜刺，进针 1 ～ 1.5

寸，用提插补法，使患侧下肢抽动3次为度。随后刺百会，平刺0.5～0.8寸，采用小幅度、高频率捻转补法，行手法1分钟，以患者感到头部热胀感为宜；四神聪采用平刺法，进针0.5～0.8寸，行手法1分钟，以患者感到局部热胀感为度。合谷穴，向三间穴方向透刺1～1.5寸，施用提插泻法，以握固的手指自然伸直或食指不由自主抽动3次为度。另取一毫针，仍在合谷位置针刺，向第一掌指关节基底部透刺，进针1～1.5寸，施用提插泻法，以拇指不由自主抽动3次为度。合谷穴两针均留针30分钟以上。上八邪穴，分别在2～3、3～4、4～5掌指关节上1寸处，向掌指关节基底部斜刺，进针1～1.5寸，使用提插泻法，以各指分别不自主抽动3次为度，留针30分钟以上。每日治疗1次。

**治疗结果：** 经过1个月的醒脑开窍法针灸治疗，患者右侧手指活动能力显著改善，握力增强，能够完成书写、持筷等精细动作。查体见右上肢肌张力正常，手指肌力提升至4+级。患者自述手指活动较前灵活，生活质量显著提高。

**按语：** 中风后手指拘挛主要表现为筋肉拘急、屈伸不利，属中医学"经筋病"范畴。《灵枢·终始》云："手屈而不伸者，其病在筋。"手指功能障碍病位在远端，以窍闭神匿、神不导气为本，瘀血和痰浊阻滞为标。病本是全身性因素，而局部的病变则以瘀血、痰浊阻滞为主。主要病机为阴阳失调，筋脉失养而致拘挛。

《灵枢·经筋》云："手阳明之筋……其病当所过者支痛及转筋。"在上肢功能重建中，手三阳经穴为针灸疗法常用穴。合谷穴为手阳明大肠经原穴，合谷透刺三间、后溪，可加强合谷针感，增强相关经脉之间的协同作用。合谷透三间属于本经穴位间透刺法；后溪为八脉交会穴，通督脉。合谷透刺后溪，一针贯穿多穴，涉及手厥阴心包经、手少阳三焦经、手太阳小肠经，使经气相贯，针感极强。上八邪位于手的背面掌指关节附近，针刺上八邪可振奋阳经的经气，调和手部气血，达到从阳引阴的作用，从而纠正局部肌肉、肌腱和相关韧带的拮抗失衡状态，使经络功能恢复阴平阳秘的平衡状态。

## 11. 中风后足内翻

足内翻是中风患者在恢复期和后遗症期常见的临床表现之一，由中风后下肢痉挛引起，是中风的主要后遗症，也是致残的主要原因。足内翻会影响步行节律和步行时的稳定性，造成步态异常，不仅阻碍踝关节功能的进一步恢复，还可能对整个下肢功能造成不良影响。

**案例：**徐某，男性，57岁。

**主诉：**左侧肢体活动不利2个月余。

**病史：**患者2个月前无明显诱因突发左侧肢体无力、言语困难，由家属送至医院，查颅脑MRI示右侧基底节区脑梗死。经改善脑循环、脑代谢治疗（具体药物不详）后，病情平稳出院，但遗留左侧肢体活动不利。出院后，患者未进行系统康复训练，患侧肌张力逐渐增高，肢体屈曲挛缩，无法正常行走，严重影响日常生活。现患者左侧上肢、手指屈曲，不能伸展；足内翻下垂，肌张力增高，腱反射亢进；患侧上下肢肌力 3 级。

**查体及实验室检查**：神清，言语稍不利，左侧肢体肌力 3 级，肌张力增高，左侧巴氏征阳性，膝跳反射阳性，足内翻明显。舌质暗红，苔薄白，脉弦。头颅 CT：右侧基底节区脑梗死。

**西医诊断**：脑梗死恢复期；足内翻。

**中医诊断**：痿病，气滞血瘀证；中风病。

**治疗原则**：醒脑开窍，疏通经络，调和气血。

**针灸取穴**：主穴，内关（双侧）、人中、三阴交（患侧）。配穴，极泉（患侧）、尺泽（患侧）、委中（患侧）、肩髃（患侧）、曲池（患侧）、合谷（患侧）、阳陵泉（患侧）、足三里（患侧）、小腿前足阳明经经筋排刺、小腿前外侧部足少阳胆经经筋排刺、丘墟透照海（患侧）。

**操作手法**：小腿前足阳明经经筋排刺：在足三里穴与解溪穴连线上，从足三里开始，每针相距约 2 寸，共刺 6 针。小腿前外侧部足少阳胆经经筋排刺：在阳陵泉与悬钟穴的连线上，从阳陵泉开始，每针相距约 2 寸，共刺 5 针。两经经筋排刺均直刺 0.5 ～ 1 寸，施以提插补法，以肢体抽动、足阳明经筋排刺引发足背屈、足少阳胆经经筋排刺引发足外翻为度。丘墟透照海：自丘墟穴进针，向照海穴透刺，针体缓慢前进，穿过踝关节诸骨缝隙，进针 2 ～ 2.5 寸，以照海穴部位见针尖蠕动即可，施用作用力方向的捻转泻法。其余穴位针刺法同醒脑开窍针刺法。以上诸穴留针 30 分钟，每日1 次，6 天为 1 个疗程。

**治疗结果：** 经过 2 个疗程的治疗，患者右下肢活动较前明显改善，踝关节跖屈内翻状态有所缓解。4 个疗程治疗后，患者可在搀扶下行走 20 米，后续进行门诊巩固治疗。

**按语：**《素问·五脏生成》云："足受血而能步，掌受血而能握，指受血而能摄。"足内翻见于中风恢复期及后遗症期，多因久病气血运行不畅、脉络阻滞、筋脉失养所致。丘墟为足少阳胆经原穴，针刺该穴可调足少阳胆经经气，激发少阳之原气。同时，该穴向照海透刺，可贯通整个踝关节，具有显著的疏调经筋、通利关节之效。足内翻表现为小腿外侧肌肉松弛、内侧肌肉痉挛，中医阴阳理论认为在内者为阴、在外者为阳，故足内翻可概括为阳缓阴急。《素问·阴阳应象大论》曰："善用针者，从阴引阳，从阳引阴。"因此，选取八脉交会穴、通阴跷脉的照海穴，能有效调整踝部阴阳平衡。同时，经筋排刺法可通过经筋－经脉－髓海途径激发经气，促进髓海恢复，通利壅滞的气血，协调阴阳。

## 12. 中风后症状性癫痫

中风后癫痫是中老年人继发性癫痫的常见病因，多因额、顶、颞区皮层损伤所引起。症状性癫痫多在中风恢复期或后遗症期发生。

**案例：**张某，男，62岁。

**主诉：**癫痫发作半年。

**病史：**患者一年前突发中风，经西医治疗后病情稳定，但遗留左侧肢体活动障碍。近半年来，开始出现癫痫症状，发作时无预兆，抽搐时间长短不一，最长可达数分钟，伴有意识丧失，发作后极度疲劳。既往有高血压、糖尿病史，长期服药控制。

**查体及实验室检查：**患者神清，言语稍不清，左侧肢体肌力4级，肌张力正常，无明显阳性体征。头颅MRI示右侧基底节及半卵圆中心脑梗死。脑电图检查显示异常放电波。

**西医诊断：**症状性癫痫；脑梗死后遗症。

**中医诊断：**痫证，瘀阻脉络证；中风病。

**治疗原则：**醒脑开窍，祛痰息风。

**针灸取穴：**主穴，双侧内关、人中、三阴交。配穴，极泉（患侧）、尺泽（患侧）、委中（患侧）、大陵（双侧）、丰隆（患侧）、鸠尾。

**操作手法：**先刺双侧内关，直刺0.5～1寸，采用提插捻转结合的泻法，操作1分钟；继刺人中，向鼻中隔方向斜刺0.3～0.5寸，用重雀啄法，至眼球湿润或流泪为度；再刺三阴交，沿胫骨内侧缘与皮肤成45°斜刺，进针1～1.5寸，用提插补法，使患侧下肢抽动3次为度。大陵位于内侧腕横纹中央，与皮肤成75°向掌心斜刺0.3～0.5寸，施作用力方向的捻转泻法（即左侧逆时针、右侧顺时针捻转用力，针体自然退回），操作 1 分钟，留针 20 分钟。鸠尾位于腹正中线，剑突下，施术前必须认真触诊（检查是否肝肿大，如肝肿大，应避免使用该穴位）。施术时令患者双手抱头，将胸廓提起，吸气时进针，直刺 1 寸，施用捻转平补平泻法 30 秒，不留针。每周治疗 3 次，连续治疗 3 个月。

**治疗结果**：经过 3 个月的治疗，患者癫痫发作频率明显减少，抽搐程度和持续时间均有所减轻，意识丧失现象也有所改善。查体示患者左侧肢体肌力提高，肌张力正常。脑电图检查显示异常放电波减少。

**按语**：癫痫，古称"痫"或"痫证"。其病因多与风、火、痰、虚有关；病在经络则多与督脉、任脉、太阳经、少阴经有关。中风患者因风夹火、痰、瘀血上扰神窍（脑），致脑络阻遏，窍闭神匿，神机受损，元神失控，从而引发癫痫。

鸠尾穴是治疗癫痫病的特效穴。《席弘赋》有"鸠尾能治五般痫，若刺涌泉人不死"的记载，《胜玉歌》也有"后溪鸠尾及神门，治疗五痫立便瘥"的说法。针刺鸠尾穴有较好的镇静豁痰、宁心调神之功。因鸠尾穴为任脉之络，任脉上行入目，脏腑精气由目而居于脑，以充养脑髓，补益脑髓而为脑神之用。故针刺鸠尾穴，可豁痰疏经、调节神明，善治癫痫。大陵穴是心包经的原穴，具有安神养心、补心气的功效。《玉龙歌》记载："大陵穴内人中泻，心得清凉气自平。"两穴共同作用，清上彻下，使邪去神安。

## 13. 中风后共济失调

共济失调是指由小脑、本体感觉及前庭功能障碍导致的运动笨拙和不协调，累及躯干、四肢和咽喉肌时可引起身体平衡、姿势、步态及语言障碍。中风后最常引发的共济失调类型为小脑性共济失调。

**案例：**李某，女性，58 岁。

**主诉：**行走不稳并伴有双手震颤，持续 2 个月有余。

**病史：**2 个月前，患者在家中突发中风，左侧肢体瞬间丧失活动能力，紧接着出现共济失调的症状，如步态蹒跚、双手震颤等。经过西医的溶栓治疗及后续的康复治疗，虽然肢体活动能力有所恢复，但共济失调的症状并未得到显著改善。为了寻求进一步的治疗，患者转诊至我院的针灸科。

**查体及实验室检查：**患者神清，言语表达清晰，四肢肌力及肌张力均处于正常范围。进行指鼻试验、跟膝胫试验时均呈现阳性反应，闭目难立征也为阳性。神经系统检查未发现其他异常。颅脑 MRI 结果显示，患者右侧小脑半球存在梗死灶。

**西医诊断：**脑梗死后遗症。

**中医诊断：**中风病（中经络），风痰阻络证。

**治疗原则：**醒脑通窍，补益肝肾，化痰息风。

**针灸取穴：**主穴，内关（双侧）、人中、三阴交。配穴，百会、风池、完骨、翳风、风府、足三里（双侧）、太溪（双侧）、太冲（双侧）、丰隆（双侧）。

**操作手法：** 先对双侧内关进行 0.5～1 寸的针刺，并施加捻转提插泻法，持续 1 分钟；接着针刺人中，向鼻中隔下方斜刺 0.5 寸，运用雀啄法直至患者流泪或眼球湿润；三阴交则沿胫骨后缘与皮肤成 45° 进针 1～1.5 寸，采用提插补法，使下肢连续抽动 3 次为度。双侧丰隆、足三里直刺 1～1.5 寸，采用强提插捻转泻法，轻插重提，直至患者出现酸、麻、胀感至不耐受。风池、完骨、翳风三穴均直刺 1～1.5 寸，采用小幅度高频率捻转补法，每穴操作 1 分钟。太冲直刺 0.8～1 寸，采用作用力方向的捻转泻法，操作 1 分钟，并留针 20 分钟。风府穴直刺至黄韧带，直至患者出现全身抖动，严禁捻转及提插手法。上述穴位每日针刺一次。

**治疗结果：** 经过 10 次的针灸治疗后，患者头晕目眩的症状有所减轻，行走时虽然仍有跟跄，但已能站立无碍。继续治疗 1 个月后，患者行走时身体微向前倾，手部协调能力显著增强。查体显示，指鼻试验转为阴性，闭目难立征也为阴性。血压控制得当，患者继续在门诊进行巩固治疗。

**按语：** 共济失调属于中医学"颤证"范畴，其病位主要涉及筋脉，与肝、脾、肾三脏关系密切。基本病机为肝风内动、筋脉失养。病理性质属本虚标实，本虚在于气血阴阳亏虚，肝脾肾脏受损；标实则由风、痰、瘀、火阻滞经脉所致。久病导致正气益虚，积损难复，致沉疴难愈。

"诸风掉眩，皆属于肝。"在治疗中，我们采用风府、太冲、太溪等穴位来治疗中风后共济失调。太冲作为肝经的原穴，能够疏肝祛风、滋补肝肾、通达三焦、抗病御邪。风府穴属于督脉，是治疗风病的重要穴位，具有维络全身、祛风通络的功效。诸穴配伍使用，旨在祛风通络。太溪作为肾经的输穴，采用补益之法，能够增强穴位的填髓益精效果。诸穴合用，共奏镇静安神、养血息风、通络之功。

## 14. 中风后便秘

中风后便秘，属中医学"中风""腹胀""便秘"范畴。肢体功能障碍为中风的直接后果，便秘甚至肠梗阻为中风病的常见合并症。历代医家对中风病和腹胀便秘的治疗是割裂的，将中风后造成的肢体功能障碍归属于"痿证"范畴，腹满胀痛、肠中振水等则归属于"腹胀""痰饮"等范畴。本案是"醒脑开窍"针刺法治疗中风病及其合并症的典型病例。

**案例**：王某，男，69 岁。

**主诉**：言语不利伴右下肢无力 16 小时。

**病史**：患者昨日夜间无明显诱因下突然出现右下肢无力伴言语不利，未予重视。休息一夜后症状未见缓解，次日晨起由家属陪同就诊于急诊。急查颅脑 MRI 提示脑干梗死，遂收入病区进一步治疗。入院时：神清，精神可，语言不利，右上肢活动自如，右下肢可对抗阻力，但较正常差，小便调，大便约 1 日一行。舌淡，苔白，脉弦滑。入院后患者病情持续进展，3 日内加重至右侧肢体肌力 3 级，并伴排便障碍、腹胀。

**查体及实验室检查：**不完全性运动性失语，右侧中枢性面瘫，右侧上肢肌力 5 级，右侧下肢肌力 4 级，左侧肢体肌力 4 级，双侧巴宾斯基征（＋）。腹部平坦，柔软，无压痛及反跳痛，肠鸣音正常，未见胃肠形。颅脑 MRI：脑干区异常信号梗死灶。

**西医诊断：**脑干梗死。

**中医诊断：**中风病（中经络），风痰阻络证。

**治疗原则：**醒脑通窍，补益肝肾，健脾通便。

**针灸取穴：**主穴，双侧内关、人中、三阴交。配穴，风池（双侧）、完骨（双侧）、天柱（双侧）、合谷（右侧）、委中（右侧）、水道（左侧）、归来（左侧）、外水道（左侧）、丰隆（双侧）、天枢（双侧）、足三里（双侧）、上巨虚（双侧）、下巨虚（双侧）。

**操作手法：**先针双侧内关 0.5～1 寸，施捻转提插泻法 1 分钟；继刺人中，向鼻中隔下斜刺 0.5 寸，用雀啄法至流泪或眼球湿润为度；三阴交沿胫骨后缘与皮肤成 45° 进针 1～1.5 寸，用提插之补法使下肢连续抽动 3 次为度；极泉在腋横纹下 1 寸，肱二头肌内侧缘向下向内斜刺进针 1～1.5 寸，用提插泻法，有触电感直达手指，并见手指抽动 3 次；尺泽直刺 1 寸，操作手法及量学要求同极泉；委中穴采取仰卧直腿抬高体位取穴，进针 1 寸，用提插泻法，使下肢抽动 3 次；双侧丰隆、足三里、上巨虚、下巨虚直刺 1 ～ 1.5 寸，取强提插捻转泻法，轻插重提，以患者出现酸、麻、胀直至不耐受为度。风池、完骨、天柱三穴，均直刺 1 ～ 1.5 寸，用小幅度高频率捻转补法，每穴分别施手法 1 分钟。双侧天枢、左水道、外水道（水道外 2 寸）、右归来、外归来（归来外 2 寸）均直刺 2 ～ 2.5 寸，行捻转泻法至有针尖向周围放射感为度。上述穴位，每日 1 次。

**治疗结果**：针刺治疗后，患者肠鸣音逐渐增加，入院 5 日后可借助开塞露排便，13 日后患者上肢肌力 4 级 -，下肢肌力 4 级，正常自行排便。后续巩固治疗。

**按语**：本病的根本在于腑气不通，传导失司。该患者老年男性，脾肾素虚，中风卧床伤气，气机不利，致三焦失通失宣，进而致大肠传导失职。治当以恢复脾胃升降之枢功能，促进胃肠蠕动，恢复患者自主排便。温阳健脾逐饮，而便质得复。

丰隆为胃之络穴，别走太阴，能调节脾胃功能；水道、归来、外水道、外归来，为脾胃经脉所过，有调节脾胃、宣通三焦气机之功能。三焦通利，脾胃运化功能正常，则大肠腑气通调，便结自解。足三里为胃之下合穴，胃与脾相表里，脾主运化乃人体后天之本，生化之源；阳明经为多气多血之经，善调人体一身之气血，故能健脾和胃、益气养血、调理气机；上下巨虚为大小肠下合穴，刺之可通调腹气、分清泌浊；天枢为手阳明大肠经募穴，位于脐旁两寸，为升降清浊之枢纽。人之气机上下沟通，升降沉浮，均过于天枢穴，主疏调肠腑、理气行滞。诸穴共奏健脾通便之功。

## 15.中风后小便失控

中风患者因脑功能退变或部分小便控制中枢（旁中央小叶）受损，常出现小便失控现象，包括尿失禁和尿潴留。西医针对尿潴留多采取导尿疗法，但长期留置导尿管易引发泌尿系感染。相比之下，中医针刺治疗中风后小便失控具有独特优势。

**案例**：李某，男性，65 岁。

**主诉**：排尿困难持续 3 个月余。

**病史**：3 个月前，患者无明显诱因下出现右侧肢体无力、麻木，并伴有言语不清。家属随即将其送往当地医院就诊，经头颅 CT 检查诊断为脑梗死。经过清除氧自由基、改善脑代谢等治疗，患者右侧肢体偏瘫和言语不清症状有所好转，但遗留下排尿困难的问题。患者自述中风后，小便间断出现排尿困难，夜间需频繁起夜。目前，患者右侧肢体无力，排尿困难，但大便正常。舌淡、苔薄，脉沉细。

**查体及实验室检查**：患者神清，言语稍不流利，右侧肢体偏瘫，肌力 3 级，肌张力增高，腱反射亢进，病理征阳性。双肾区无叩击痛，膀胱区无压痛。尿常规检查显示白细胞计数正常，无细菌感染迹象；血糖、肾功能均处于正常范围；泌尿系 B 超检查显示前列腺无增生，但膀胱残余尿量增多。

**西医诊断：**尿潴留；脑梗死后遗症。

**中医诊断：**癃闭，肾阳虚证；中风病。

**治疗原则：**醒脑开窍，温补肾阳。

**针灸取穴：**主穴，百会、内关、人中、三阴交。配穴，风池（双侧）、曲池（双侧）、足三里（双侧）、关元、中极、水道（双侧）。

**操作手法：**先对双侧内关进行0.5～1寸的针刺，并施加捻转提插泻法，持续1分钟；接着针刺人中，向鼻中隔下方斜刺0.5寸，运用雀啄法直至患者流泪或眼球湿润；三阴交则沿胫骨后缘与皮肤成45°进针1～1.5寸，采用提插补法，使下肢连续抽动3次为度。风池直刺1～1.5寸，采用小幅度高频率捻转补法，每穴操作1分钟。曲池直刺1～1.5寸，施用作用力方向的捻转泻法。足三里直刺1～1.5寸，采用作用力方向的捻转补法。关元、中极直刺1.5～2寸，施用呼吸补法，操作1分钟，并在针后加灸，将1.5厘米艾灸插入针柄点燃至燃尽。水道直刺1～1.5寸，行捻转手法，使针感向尿道、会阴部放射，留针30分钟。上述穴位每日治疗1次。

**治疗结果：**经过10次治疗后，患者自觉排尿情况较前明显好转，夜间可自主排尿2～3次，生活质量显著提升。继续巩固治疗2个疗程后，患者小便基本可控，无尿潴留现象，随访3个月未见复发。

**按语：**尿潴留属于中医学"癃闭"范畴。大脑元神失控，脑窍闭塞，则神无所附，发为中风。加之肾阳虚衰，膀胱气化不利，导致尿潴留。本案例中，通过醒脑开窍法针灸治疗，旨在调神通气，温补肾阳，恢复膀胱气化功能。选取的穴位中，百会、内关、人中为醒脑开窍要穴；关元、中极、水道、三阴交可调和膀胱气化；风池、曲池、足三里则有助于疏通经络，促进气血运行。通过综合施治，患者小便失控症状得到了显著改善，生活质量得到了提升。

## 16. 中风后复视

中风后复视症是脑血管病常见的并发症状之一，主要因脑干损伤或脑神经受累导致眼肌功能障碍。其主要症状是双目视物在某个角度时出现复视或物体边界模糊。

**案例：**丁某，男，65岁。

**主诉：**左侧肢体不遂伴复视半年余。

**病史：**患者丁某有高血压病史10余年，一直服用降压药物控制。半年前突发中风，经治疗后遗留右侧肢体轻度偏瘫。近两周来，患者发现双眼视物时出现重影，尤以看远处时明显，伴有头晕、眼胀，无恶心呕吐，二便正常，饮食尚可。

**查体及实验室检查：**患者神清，言语稍欠清晰，右侧肢体肌力4级，肌张力正常，右侧巴氏征阳性。眼科检查示双眼视力正常，双眼眼位正常，双眼外展受限。复视像检查可见水平性复视。舌暗红，苔薄白，脉弦。颅脑 MRI 示左侧脑干梗死。

**西医诊断：**脑梗死后遗症，复视。

**中医诊断：**中风病（中经络），风痰阻络证。

**治疗原则：**醒脑开窍，化痰通络。

**针灸取穴：**内关（双侧）、风池、光明、睛明、阳白、太阳、球后。

**操作手法：**先刺双侧内关，直刺 0.5～1 寸，施捻转提插的复式泻法，持续 1 分钟；睛明穴以刺入 0.5 寸为宜，球后穴刺入 1 寸，两穴均不施提插捻转手法。其余穴位采用常规捻转提插针法。风池穴取穴时针尖微向下，向鼻尖方向斜刺 0.8～1 寸，以局部酸胀感并向上窜至目眶为度；睛明穴取穴时嘱患者闭目，左手将眼球推向外侧固定，针沿眶边缘缓缓刺入 0.3～0.5 寸，不做手法；其余穴位采用平补平泻法。留针 20 分钟，每日 1 次，14 天为 1 个疗程。

**治疗结果：**治疗 2 个疗程后，患者复视症状明显改善，远视时重影减少，头晕、眼胀也有所缓解。双眼外展功能有所改善。

**按语：**中医学将复视症称之为"视一为二症"。《灵枢·大惑论》谓："精散则视歧，视歧见两物。"《审视瑶函》曰："视一为二……此症谓目视一物而为二也……病在胆肾，胆肾真精不足，而阳光失其主倚，故错乱而渺视为二。"本病以本虚为主，病位在肝、胆、肾，治宜滋补肝肾、填精益髓、濡养筋脉。光明穴为足少阳胆经络穴，且足少阳经"起目锐眦"，"至锐眦后"，经脉所过，主治所及。同时，光明穴又是治疗眼疾的要穴。风池穴亦为少阳经穴，可补髓养血、通利眼窍。诸穴合用，相得益彰。其中，局部取穴的作用能疏通经络、运行气血、濡养经筋以固目系。

# 十、帕金森病

帕金森病，又称震颤麻痹，是发生于中枢神经系统的疾病，分为原发性震颤麻痹和继发性震颤麻痹两类。该病与黑质和黑质－纹状体通路的变性有关。其病理改变为：患者黑质严重受损，无法制造多巴胺（DA），导致此通路的神经纤维也发生变性，进而造成神经末梢处 DA 的不足。这一纹状体抑制性神经递质与纹状体兴奋神经递质乙酰胆碱之间的平衡状态被破坏，从而出现震颤麻痹症状。

中医学认为，此病由肝肾阴虚等原因引起，导致肝风内动。针灸治疗震颤麻痹可能具有改变神经递质变化的作用，因此治疗效果显著，成为治疗震颤麻痹的有效方法之一。石学敏院士在治疗震颤麻痹的过程中，注重了"肝风内动而致发病，且心主神志，为五脏六腑之大主"的理论，制订了以醒脑开窍、息风为主的针刺治疗方案，并在临床上取得了较好的治疗效果。

**案例：**徐某，男，72 岁。

**主诉：**四肢颤动 2 年余。

**病史：**患者于 2 年前无明显诱因出现左上肢颤动、无力，后逐渐波及右上肢、双下肢及下颌，出现颤动、无力症状，行走迟缓，口角流涎，饮水偶呛。为求系统治疗，就诊于针灸科。刻下症见：双侧肢体颤动无力，尤以右上肢为重，精细动作不能完成，面容僵硬，下颌颤动，时有头晕，纳食与睡眠尚可，小便正常，大便干燥，2 日一行。舌暗淡少苔，脉沉。

**查体及实验室检查：**体温 36.5℃，脉搏 60 次 / 分，呼吸 18 次 / 分，血压 160/84mmHg。神志清楚，精神尚可，语言清晰流利，反应迟钝，呈被动体位，查体欠合作。肌力检查示上肢肌力 5 级，下肢肌力 4 级。心电图示窦性心律、左心室肥大。颅脑 MRI 平扫：脑白质少许脱髓鞘斑；脑萎缩。

**西医诊断：**帕金森病，高血压。

**中医诊断：**癫痫，肝肾阴虚证。

**治疗原则：**醒脑开窍，滋补肝肾。

**针灸取穴：**主穴，内关（双侧）、人中、风池（双侧）、太冲（双侧）、百会。配穴，肝风内动配风府、合谷；痰热动风配合谷、丰隆、中脘；肾阴不足配复溜、太溪、三阴交；气血两虚配足三里、三阴交、血海及头针（顶颞前斜线）。

**操作手法：**内关直刺 0.5 ～ 1 寸，施捻转泻法 1 分钟；人中采用雀啄手法，刺激至眼球湿润或流泪；风池向对侧眼球方向斜刺 1～1.5 寸，施捻转泻法；太冲直刺 0.5～1 寸，施捻转泻法；百会后沿皮刺 1 寸，施捻转平补平泻法，以局部产生酸麻胀感为宜；风府直刺 1～1.5 寸，施捻转泻法，使针感向局部或四肢放射；合谷直刺 0.5～1 寸，采用提插泻法，使针感向手指传导；复溜直刺 1～1.5 寸，采用提插补法；太溪直刺 1 寸，施捻转补法。上述穴位施手法后，留针 30 分钟。

**顶颞前斜线：**取前神聪至悬厘的连线，此线上 1/5 段主治下肢震颤，中 2/5 段主治上肢震颤，下 2/5 段主治头摇、嘴震颤。一侧震颤针对侧顶颞前斜线，双侧震颤则针双侧顶颞前斜线。一般采用斜刺进针，进针深度为 0.5～1 寸，进针后捻转 3～5 分钟，留针 5 分钟，再捻转、再留针，如此反复 3 次后出针。本例患者年老体弱，肝肾不足，虚风内动发为颤证，治疗取主穴配合风府、合谷、复溜、太溪、三阴交，并加用针刺顶颞前斜线，每日治疗 1 次，3 个月为 1 个疗程。

**治疗效果：**治疗 2 周后，患者下肢、上颌颤动基本消失，上肢颤动与之前相比明显减轻，走路步态渐稳，步幅增大，面部表情较前丰富。

**按语：**震颤麻痹属于中医学"颤疾"范畴，是临床常见病种之一。该病理论源于《黄帝内经》。《张氏医通·颤振》有云："有头动而手不动者，盖木盛则生风生火，上冲于头，故头为颤振。若散于四末，则手足动而头不动也。"《医宗己任篇》亦述："大抵气血俱虚，不能荣养筋骨，故为之振摇，而不能主持也。"震颤麻痹是针灸治疗效果较好的适应证之一。经多年临床及研究，认为针刺治疗震颤麻痹可明显改善症状，可能通过控制神经变性、促进血液循环、改变病理状态而发挥作用。石学敏院士认为，震颤麻痹与肝肾密切相关，尤其与肝的关系更为紧密。大部分患者因肝肾阴虚，不能滋养肝木，血虚生风，风盛则动，从而导致震颤不已。因此，采用"醒脑开窍"针刺法以醒神开窍、滋补肝肾、补益脑髓、疏通经络。帕金森病患者以震颤麻痹为主要临床表现，治疗上重在调神，故选用内关、人中、百会、印堂、神庭以醒神调神，控制震颤；同时减少极泉、尺泽、委中对肢体的刺激，防止震颤加重；另外，也可选用背部夹脊穴以通调督脉、安神定志。

# 十一、重症肌无力

重症肌无力是一种主要累及神经－肌肉接头突触后膜上乙酰胆碱受体的自身免疫性疾病，同时主要由乙酰胆碱受体抗体介导、细胞免疫依赖及补体参与。本病属中医学"痿证"范畴。《素问玄机原病式·五运主病》记载："痿，谓手足痿弱，无力以运动也。"其临床表现为受累骨骼肌易疲劳无力，有病情缓解后反复发作的倾向。轻者仅出现上眼睑下垂、眼球转动不灵活、复视、斜视等眼肌受损症状；病重者则出现全身倦怠、动则乏力、咀嚼无力、吞咽困难、饮水反呛，甚至还可出现呼吸困难等。《难经·十六难》载："怠惰嗜卧，四肢不收，有是者脾也。"《脾胃论·脾胃盛衰论》云："胃中元气盛，则能食而不伤，过时而不饥。"根据古籍及临床症状，石老认为本病病位在筋脉、肌肉，与肝肾、脾胃、脑关系密切。反映在人体经络上，督脉为阳脉之总督，任脉为阴经之海，二脉统领全身阴阳，脾肾与任督二脉经脉相连，息息相关，所以任督二脉在本病的治疗中有非常重要的作用。同时，阳明为多气多血之经，关乎全身气血的生成与转化，是气血生化之源，《黄帝内经》有"治痿独取阳明"之说。另外，肾为先天之本，主藏精血，在本病中的治疗作用非常重要。因肝主疏泄，对脾肾功能有疏通和调理气机运行正常的作用。故论穴当以任督二脉、阳明经、少阴经为主，厥阴经、局部穴为辅。

**案例：**老年男性，74 岁。

**主诉：**双侧眼睑下垂，伴构音障碍、吞咽困难半年余。

**病史：**2022 年 9 月，患者出现双侧眼睑下垂，波动性，晨轻暮重，未重视；2022 年 10 月，出现构音障碍、饮水呛咳、吞咽困难，口服中药后未见效果。2023 年 1 月再次就诊，因吞咽困难难以进食，给予鼻饲，并完善血常规、生化、胸部 CT、肌电图等检查，考虑诊断为重症肌无力，给予溴吡斯的明片 30mg 胃管注入，3 次 / 日，治疗后症状好转。刻下：精神状态良好，眼睑下垂，四肢乏力，体重下降

10kg，纳少，寐安，二便调，舌淡红，苔白微腻，脉细滑。

**查体及实验室检查**：呼吸 18 次 / 分，脉搏 86 次 / 分，体温 36.6℃，血压 120/76mmHg，心肺腹查体未见明显异常。神经系统查体：神清语利，高级皮层功能未见异常，右侧眼裂变小，悬雍垂左偏，余脑神经查体未见异常，四肢肌肉容积正常，无萎缩。双上肢肌力：近端 4 级，远端 5 级；双下肢肌力：近端 4 级，远端 5 级。四肢肌张力正常。共济运动正常，病理反射阴性，四肢感觉对称存在，脑膜刺激征阴性。眼部疲劳试验阳性。血常规：中性粒细胞 0.7621，白细胞计数 $4.58 \times 10^9$/L，红细胞计数 $3.69 \times 10^{12}$/L↓，血红蛋白测定 120g/L↓，血小板计数 $36 \times 10^9$/L↓，C 反应蛋白测定 1.686mg/dL，白细胞介素 –6 的浓度为 10.78pg/mL；生化：钾 3.47mmol/L↓，肌酶正常；胸部 CT 胸腺未见异常；肌电图：上、下肢周围神经受损，重复神经刺激波幅递减。

**西医诊断**：重症肌无力。

**中医诊断**：痿证，脾肾阳虚证。

**治疗原则**：调神醒脑，补益脾肾，通督振阳。

**针灸取穴**：方一（仰卧位），内关、人中、印堂、上星、百会、三阴交、极泉、尺泽、委中、肩髃、曲池、合谷、足三里、中脘、气海、阳陵泉、太溪、照海、太冲。方二（俯卧位），天柱、风池、完骨、涌泉、华佗夹脊穴。

**操作手法**：方一，按照"醒脑开窍"针刺法标准手法量学操作。先取内关直刺 1 ～ 1.5 寸，行捻转提插泻法 1 分钟；再刺人中、印堂，人中向鼻中隔方向斜刺，印堂向鼻根方向斜刺，进针 0.5 寸，行轻雀啄泻法，以眼球湿润为度；继刺上星，沿皮平刺透向百会，施小幅度高频率捻转补法 1 分钟；三阴交直刺进针 1～1.5 寸，行提插补法 1 分钟，使下肢抽动 3 次；极泉：原穴沿经下移 1 寸，避开腋毛，直刺 1～1.5 寸，用提插泻法，患侧上肢抽动 3 次；尺泽：屈肘成 120°，直刺 1 寸，用提插泻法，使患侧前臂手指抽动 3 次为度；委中：仰卧直腿抬高取穴，直刺 0.5～1 寸，施提插泻法，使患侧下肢抽动 3 次。余穴常规针刺，针刺深度 1 寸，合谷、太冲采用泻法，其他穴采用补法。除极泉、委中，诸穴留针 30 分钟，气海、足三里采用温针灸，将 2cm 左右艾条插在针柄上，艾条底端离皮肤 2～3cm，点燃施灸，每穴灸两壮。

方二，先刺天柱、风池、完骨，针向喉结，进针 2～2.5 寸，施小幅度高频率捻转补法 1 分钟；再刺华佗夹脊穴，施以蟠龙刺针法，在两个相邻棘突间隙旁开 13mm 处取穴，从下向上在相邻棘突间隙左右交替针刺，诸穴均向脊柱 45° 斜刺 0.5～0.8 寸，施平补平泻法；继刺涌泉，直刺 0.5～1 寸，施提插捻转补法 1 分钟。诸穴留针 30 分钟。

上两方交替治疗，间隔 1 天，每日 1 次，每周 3 次，12 次为 1 个疗程。

**治疗结果：**治疗 2 个疗程后，进食可，偶有呛咳；眼睑下垂不显，四肢尤其是下肢无力症状较前明显缓解。本病缠绵难愈，需长期针灸治疗，定期跟踪远期疗效。

**按语：**本案患者先天肾精不足，肝肾亏虚，加之后天脾胃虚弱，气血津液生化乏源，以致神气亏损而使神伤，脑神失职，统领肢体运动功能失常，又因神伤导致五脏失调，加重气血津液生化乏源，以致筋骨肌肉失养，肌肉软弱无力，消瘦枯萎。如《灵枢·本神》所论："神伤则恐惧自失，破䐃脱肉。"结合舌脉，提出调神醒脑、补益脾肾、通督振阳治法。《灵枢·本神》曰："凡刺之法，必先本于神。"治疗时当先从治神入手，故采用"醒脑开窍"针刺法，通过调神醒脑来调节全身功能，使神旺而速效。

内关为八脉交会穴之一，属手厥阴心包经络穴，通阴维脉。《灵枢·平人绝谷》云："血脉和利，精神乃居。"针之可理血养心、醒脑宁神；人中为督脉与手足阳明经之会穴，既可调泻督脉、健脑调神，配印堂、上星、百会可共奏调脑神、益精髓之功，又能通调十二经脉之气，平衡阴阳、畅达气机；三阴交为足三阴经气血交会之处，为调补气血、滋补肝肾之要穴；极泉、尺泽、委中疏通经络，激发四肢经气，加强脑神对肢体调控。"治痿独取阳明"，选取多气多血手足阳明经的肩髃、曲池、合谷、足三里，配以任脉上的气海、中脘以健脾益气，充养气血生化之源；合谷、太冲合用，一阴一阳，一气一血，一升一降，可通调脏腑气血、畅达三焦气机；阳陵泉、太溪、照海补肾益精、强筋健骨；风池、完骨、天柱三穴联用可改善椎基底动脉供血，以健脑养神、祛风通窍，缓解肌肉搐动；涌泉激发肾气、调神醒脑；夹脊穴内夹督脉，外贯足太阳膀胱经，可提升人体阳气。采用"醒脑开窍"针刺法及华佗夹脊穴蟠龙刺治疗，以治神为核心，整体局部兼顾，气血阴阳共调；局部辅以温针灸可达温通经脉、培元固本之效。

# 十二、面神经麻痹

面神经麻痹分为中枢性面神经麻痹和周围性面神经麻痹，本次病案主要介绍原发性周围性面神经麻痹。周围性面神经麻痹又称为周围性面瘫，是指各种原因致面神经核或面神经核以下的面神经损伤，致同侧面神经支配的表情肌弛缓性瘫痪，并出现相应的临床表现。茎乳孔内面神经非特异性炎症导致的周围性面瘫称为特发性面瘫，又称贝尔面瘫（Bell Palsy），占所有面神经麻痹病例的60%～75%。另外，感染（病毒、螺旋体及细菌等）、肿瘤、神经源性、创伤也是周围性面神经麻痹的主要病因。本病中医称之为"面瘫""卒口僻""口眼歪斜"等。中医学认为，正气不足，络脉空虚，外邪乘虚侵入面部，痹阻经气，使面部经筋失于濡养，肌肉纵缓不收是本病的主要病因病机。病位在面部，与阳明、太阳经筋相关。针刺治疗在促进局部血液循环，改善局部供氧，加速神经水肿吸收方面效果卓著。因此，针刺是治疗原发性周围性面神经麻痹最有效的疗法之一，尤其是在急性期内。

石学敏院士根据《灵枢·经筋》中"燔针劫刺，以痛为腧"的治疗原则，创建经筋刺法治疗周围性面神经麻痹，多采取排刺及一针多向等透刺方法。该针法综合了《灵枢·官针》中的分刺、恢刺、合谷刺等。其中，难治性面瘫由于病情严重或病后失治误治，病程日久，经脉失于濡养，正虚恋邪，经脉阻滞不通，病情复杂，症状较难改善。石院士采用经筋刺法结合经穴刺法，配合刺络拔罐治疗难治性面瘫，标本兼治，均取得了显著疗效。

**案例：**张某，男，38岁。

**主诉：**左侧口眼㖞斜1个月余。

**病史：**患者1个月前因运动后汗出受凉，第二日晨起后出现左侧耳后疼痛，左侧口眼歪斜，头痛，面肌拘紧，闭眼露睛，不能皱眉，嘴角麻木、下垂、闭合不全，鼓气不能，刷牙漏水。外院就诊予抗炎、营养神经治疗，经治疗后耳后疼痛略有好转，余症未有明显改善。故前来我科寻求针灸治疗。刻下：左侧面部板滞麻木，左眼闭目露睛，左侧额纹消失，口角向右侧歪斜，漱口漏水，不能鼓腮、吹气，纳寐安，二便调。舌淡红，苔薄白，脉弦滑。

**查体及实验室检查：**血压118/76mmHg，脉搏70次/分。神清，无肢体活动障碍，左侧口眼歪斜，左眼睑闭合不全，迎风流泪，结膜充血，左额纹消失，左侧鼻唇沟变浅，鼓腮漏气，左耳后乳突压痛。头颅CT：未见异常。

**西医诊断：**周围性面神经麻痹。

**中医诊断：**面瘫病，风痰阻络证。

**治疗原则：** 活血祛风，疏理经筋。

**针灸取穴：** 阳白四透（患侧）、攒竹（患侧）、丝竹空（患侧）、太阳透地仓（患侧）、水沟、承浆、颊车透地仓（患侧），沿颊车至地仓（患侧），下关至迎香排刺（患侧），风池（双侧）、完骨（双侧）、翳风（双侧）、合谷（健侧）、太冲（双侧）。

**操作手法：** 阳白四透：以四枚针分别向上星、头维、丝竹空、攒竹方向透刺，进针 1 ～ 1.5 寸；攒竹：针尖朝睛明穴透刺，进针 0.5 寸；太阳向下穿颧弓透向地仓，进针 2.5 ～ 3 寸；丝竹空：沿眉横刺，进针 1.5 寸；水沟、承浆、颊车分别透向地仓，进针 1.5 ～ 2 寸；沿颊车至地仓、下关至迎香排刺，每间隔 1 寸刺入一针，浅刺，以进入皮内为度。上述诸穴均施捻转平补平泻手法，每施术 1 分钟，排刺穴位可适当减少施术时间。余穴均采用常规刺法，针刺施术后留针 30 分钟，每日 1 次。

**另：** 对于病程日久的难治性面瘫，可配以刺络放血疗法；取阳白、太阳、地仓进行刺络放血拔罐。操作方法：用三棱针点刺 3 ～ 5 点，速用闪火罐法，观察其出血情况，令每个部位出血 3 ～ 5mL，留罐时间不超过 5 分钟。以上穴位交替使用。

**治疗结果：** 该例患者经治疗两周后，耳后疼痛消失，闭眼露睛、鼓腮漏气症状好转；1 个月后，闭眼已不露睛，左侧额纹渐深，嘴角麻木消失，双侧鼻唇沟基本对称。

**按语：**《灵枢·经筋》记载，手足三阳之筋均上行于面，额为太阳所系；目下属阳明所主；耳前、耳后系少阳所过。面部是手足三阳经筋散布结聚之处，凡面部与筋肉有关的疾病皆可从经筋论治。石学敏院士认为，面瘫的病变部位明显属于经筋病范畴，恢复经筋功能是治愈本病的关键。因此，应以"祛外邪，调气血，通经筋"为治疗原则。

　　经筋透刺、排刺法配合刺络法是石学敏院士根据多年临床经验及丰富的医学理论知识，在针刺治疗原发性周围性面神经麻痹方面的创新。该针法以"燔针劫刺，以痛为腧"为治疗原则，综合了《灵枢·官针》中的分刺、恢刺、合谷刺等，即"分刺者，刺分肉之间也"；"恢刺者，直刺傍之，举之前后，恢筋急"；"合谷刺者，左右鸡足，针于分肉之间"。对于病程日久的难治性面瘫，配合刺络法，刺小络之血脉，令血出邪尽，血气复行。拔罐主要是以此控制出血量，使之达到血出邪尽、血气复行的治疗目的。三阳经经筋均上行于面部，多结于颅（颧部）、颔（下颌）、颊等处。临床治疗时取阳白、太阳、地仓三个穴位为刺络法的重点部位，配合经筋透刺、排刺法，以疏导结聚、疏理经筋、散风祛邪。辅以散风活血的经穴，更加完善了该法的完整性和科学性。该法对原发性周围性面神经麻痹的各期均可获得较好的疗效。

# 十三、三叉神经痛

　　三叉神经痛是一种主要表现为一侧或双侧三叉神经分布区域内反复出现短暂性、阵发性的剧烈疼痛的疾病。其疼痛往往为突发性，痛感强烈难忍，呈电击样、刀割样、灼烧样、锥刺样等，常可由日常生活中的某些刺激诱发，如刷牙、洗脸、咀嚼、吞咽、讲话等动作，一般发作数秒至数分钟后可自行缓解。三叉神经痛属中医学"面痛病"范畴，其病机为面部三阳经络受邪气侵扰，导致气血运行失衡。外感多由风、寒、热、火等外邪侵袭面部经络所致；内伤多由风火、胃火等内火炽盛，上炎攻冲头面，或是气血亏虚、饮食不节、劳倦内伤致气血运行不畅，面部经络失荣，或久病成瘀，痹阻脉络而作痛。本病初起多以实证为主，疼痛剧烈难忍，病久则致虚实夹杂，反复发作，缠绵难愈。治疗本病总以扶正祛邪为原则，采用刺法调和阴阳，使气血流转，百脉通和，则疼痛自消。

　　**案例：**王某，男，45岁。

　　**主诉：**右面部阵发性疼痛1年余，加重3个月。

　　**病史：**患者1年前无明显诱因下出现右侧面部阵发性电击样疼痛，痛及眼眶、面颊等部位，发作时疼痛剧烈。曾不规律服用卡马西平治疗，症状稍有改善，但仍时有发作。1个月前患者劳累后再次出现右侧面部疼痛，以右侧眉棱骨、颞部、鼻翼周围电击样剧痛为主，疼痛每日发作1～2次，发作无定时，自行服用卡马西平效果不佳，故寻求针灸治疗。患者纳差，不思饮食，便溏，夜寐欠安。否认其他疾病史。

**查体与实验室检查：** 神清，精神稍萎，体形肥胖，右侧颞部、面颊触痛阳性，无红肿皮损。心率82次/分，律齐，血压130/74mmHg，双肺未见异常。神经系统查体未见异常。舌胖大边有齿痕，苔白腻，脉弦滑。头颅CT未见明显异常。

**西医诊断：** 三叉神经痛。

**中医诊断：** 面痛病，风痰阻络。

**治疗原则：** 祛风除湿，通络止痛。

**针灸取穴：** 主穴，内关、人中、三阴交、风池。配穴，阳白、攒竹、太阳、四白、迎香、合谷、阴陵泉、足三里。（面部主取患侧）

**操作手法：** 内关，直刺0.5～1寸，采用提插捻转泻法，施手法1分钟。人中，向鼻中隔方向斜刺0.3～0.5寸，行重雀啄法，以眼球湿润为度。三阴交，沿胫骨内侧缘与皮肤成45°斜刺1～1.5寸，用提插补法，使下肢抽动3次为度。风池，向鼻尖方向斜刺1～1.5寸，采用捻转泻法，施手法1分钟。攒竹，向丝竹空方向透刺，施捻转泻法1分钟，以眉棱骨酸胀为度。太阳，沿45°向下斜刺1～1.5寸，施捻转泻法。阳白、迎香，直刺5分，施平补平泻轻柔手法。四白，向下斜刺 0.5～1寸，直抵眶下孔，施捻转泻法，手法轻柔，针感可放射至面颊及上齿部。余穴均采用常规刺法，合谷、阴陵泉施捻转泻法，足三里予捻转补法。每日针灸1次。

**治疗结果**：治疗7次后，患者眼周等部位发作时疼痛明显减轻。继续治疗14次后，发作频率大幅缩短。治疗20次后疼痛基本消失，纳眠较前改善。随访3个月，未诉发作。

**按语**：三叉神经痛是一种临床常见的顽固之症。风为阳邪，易袭阳位，善行而数变，又为百病之长，面痛之发生主要责之于风邪。不通则痛，面部阳经受累，脉络痹阻，气血凝滞是本病的主要病机。其疼痛由气血运行涩滞、脉络痹阻不畅而致，然而气血之运行实则依赖于心神之调节。心主血脉而神导气，治病先调神是石院士"醒脑开窍"针法的核心思想。

本案患者素体肥胖，肥人多湿，又病程较久，加剧经气损耗，后天脾土不足，运化乏力，痰湿内盛，风邪夹痰上扰头面，阻滞头面阳经，壅遏气血运行，故而引发面部疼痛。治疗上以醒神开窍法的内关、人中、三阴交三大穴位为先驱，醒神调神，以神导气，致使气血流转，疼痛自散。风池为足少阳与阳维之会，是治风的要穴。阳白、攒竹、四白、迎香、太阳等穴近部取穴，皆位于三叉神经分布区，针刺可疏通面部经络，通达局部经气。合谷祛风通络止痛。阴陵泉为足太阴之合穴，其性属水，主健运脾土，化气利水，通经活络。足三里为足阳明经合穴，具有调整脾胃运化功能、补中益气、疏风化湿、通经活络的功效。诸穴合用，可祛风除湿、疏通经络，使经气流转，逆乱之气血复常，从而起到镇痛止痉的作用。"气速至而速效，气迟至而不治。"（《标幽赋》）针刺时施以手法是石院士临床针法操作的重要特色之一。神气相随，气至病所，施针时患者有酸麻重胀，甚至触电样针感，是针刺收效的关键步骤。

# 十四、坐骨神经痛

坐骨神经痛是指沿坐骨神经（$L_4$-$S_3$）通路及其分布区域出现的疼痛综合征。根据病变部位，可分为根性坐骨神经痛（较为常见）和干性坐骨神经痛。本部分的案例主要围绕根性坐骨神经痛展开讨论。根性坐骨神经痛主要由椎管内和脊髓病变引起，如腰椎间盘突出（常见）、腰椎管狭窄、脊柱结核、血管畸形、腰骶段椎管内肿瘤或蛛网膜炎等，多呈急性或亚急性起病。初期常有腰部酸痛，疼痛自腰部向一侧臀部及大腿后侧、腘窝、小腿外侧和足部放射，疼痛呈烧灼样或刀割样，夜间加剧。咳嗽、喷嚏或用力排便时，疼痛会进一步加重。

本病属于中医学"腰腿痛""坐臀风""痹证"等范畴。患者多因素体肝肾阴虚、气血虚弱，加之外感风寒湿热等邪气痹阻经脉，或跌仆闪挫导致败血瘀结于腰部、足太阳膀胱经及足少阳胆经，进而气血运行不畅，引发本病。针刺镇痛作为针灸疗法的一大优势，已被医学界广泛认可。然而，其治法多以循经取穴、通经活络为主。

石学敏院士依据"诸痛痒疮皆属于心""所以任物者谓之心"的理论，独具匠心地提出调神导气以止痛的观点。疼痛虽由气血运行不畅、脉络闭阻所致，但气血的运行依赖于心神的调节。若神机失用，神不导气，则气滞血瘀，痛症随之产生。因此，疼痛也是心神生理病理的一种表现。基于此，石院士在临床治疗坐骨神经痛时，常以水沟、内关作为基本方，并根据疼痛部位，主要选取膀胱经穴位进行治疗，以达到调神导气、通经止痛的效果。

**案例：**李某，女性，50岁。

**主诉：**左下肢放射痛2个月，加重1周。

**病史：**患者既往患有腰椎间盘突出，2个月前劳累后出现左下肢放射痛，行走不便，夜间疼痛尤为剧烈，家中卧床休息并自行外敷膏药止痛。1周前因着凉导致症状加重，遂至我科门诊就诊。现症见：左下肢疼痛自臀部沿大腿后侧向小腿放射，活动受限，夜间难以入睡，纳食可，夜寐欠佳，二便正常。舌淡红，苔白，脉弦滑。

**查体及实验室检查：**$L_{4/5}$棘突旁压痛明显，沿坐骨神经线有多处压痛，直腿抬高试验左侧30°阳性、右侧80°，左膝反射、跟腱反射减弱。腰椎CT：$L_{4/5}$、$L_5/S_1$椎间盘突出伴骨质增生。

**西医诊断**：腰椎间盘突出并发坐骨神经痛。

**中医诊断**：痹病，寒湿阻络证。

**治疗原则**：调神导气，通络止痛。

**针灸取穴**：内关（双侧）、水沟、秩边（患侧）、环跳（患侧）、昆仑（患侧）、阳陵泉（患侧）、委中（患侧）、大肠俞（双侧）、关元俞（双侧）。

**操作手法**：患者取右侧卧位，常规消毒后，取0.25mm×40mm毫针进行针刺。先刺内关、水沟，内关直刺1～1.5寸，行捻转提插泻法1分钟；人中，向鼻中隔方向斜刺0.5寸，行雀啄泻法，以眼球湿润为度。后依次针刺大肠俞：在第4腰椎棘突旁开1.5寸处取穴，略向内斜刺2.5寸，施提插捻转补法，使电麻感下窜至足尖为度；关元俞：在第5腰椎棘突旁开1.5寸处取穴，略向内斜刺2.5寸，施提插捻转补法，使电麻感下窜至足趾为度；秩边：第4骶椎旁开3寸处取穴，直刺3寸，施提插泻法，使麻电感下窜至足底；环跳：侧卧屈腿，于股骨大转子最高点与骶骨裂孔连线外1/3与内2/3交界处取穴，进针2.5寸，施提插泻法，针感同大肠俞；委中：仰卧抬腿取穴，进针1.5寸，施提插泻法，使电麻感窜至足，并使下肢连续抽动3次为度；阳陵泉：直刺2寸，施提插泻法，酸胀感向下放散至足跟；昆仑：直刺透向太溪方向，进针1.5寸，施捻转补法，使局部酸胀感向小趾放散为度。内关、水沟、环跳、委中不留针，其余穴位留针30分钟，每日治疗1次。

**治疗效果**：经过2次治疗后，患者左下肢放射痛明显减轻，左侧小腿偶有酸麻胀痛感。1个疗程（10次）后，患者放射痛完全消失，下肢活动自如，直腿抬高试验转为阴性。

**按语：** 患者感受风寒湿邪侵袭，邪气首犯太阳经，导致经络气血阻塞不通，从而引发本病。风为阳邪，主动善行而数变，故初期腰腿窜痛明显；寒性凝滞而稽迟。正如《素问·痹论》云："痛者，寒气多也，有寒故痛也。"故不通则痛；湿为阴邪，重浊著而不移，阻碍气机，故疼痛缠绵不愈。又云："风寒湿三气杂至，合而为痹也。"证见《素问·至真要大论》所说"腰似折，髀不可以回，腘如结，腨如别"等。委中是腰背足太阳经两分支在腘窝的汇合点，"腰背委中求"，可疏调腰背部经脉之气血。大肠俞、关元俞、环跳、秩边、阳陵泉等穴位可疏通局部经脉、络脉及经筋之气血，达到通经止痛的效果。昆仑为膀胱经经穴，可舒筋活络。针刺治疗该病的作用在于能够改善局部微循环，改变受压神经根的缺血缺氧及水肿状态，从而缓解病痛；另一方面，针刺通过调神导气以止痛，从心神由心、脑所主的角度出发，选择心、脑的经脉及督脉、心经、心包经的腧穴进行治疗。

石学敏院士在治疗顽固性疼痛时，常选择内关、人中以行气调神，通过调神来使气机通畅。《素问·灵兰秘典论》记载："主不明则十二官危，使道闭塞而不通。"当外邪侵袭经络或瘀血、寒湿等病理产物停留于经络，或脏腑功能失调导致经络阻滞、气血不通时，"不通则痛"。经脉气血的运行与心神联系紧密，局部气血通过经络向心脏传导，由心神感知疼痛，故曰"痛则神归之"。内关穴是心包经的络穴，且为八脉交会穴之一，因此是调神止痛的必选穴位。"人中除脊膂之强痛"意为人中穴可治疗脊骨僵硬疼痛。骤然受力、闪跌、持重不当等原因，可致"脊膂"局部经气受损，筋脉拘急，气血运行滞涩，从而导致"脊膂强痛"。人中穴为督脉、阳明经等脉的交会之穴，气血充盈，且与心、脑、神关系密切。针刺人中穴能调节督脉经气，舒展局部筋脉，使气血运行顺畅，从而达到舒筋利脊、行气活血的效果，同时亦可调节心、脑功能，进而安神定志以止痛。现代研究表明，针刺人中穴可激活相应的脑功能区，使高级中枢神经系统参与镇痛机制，并提高5-羟色胺、β-内啡肽、脑啡肽的含量，抑制疼痛感觉传递，从而达到镇痛解痉的效果。

# 十五、心悸

心律失常是一种临床常见的心血管疾病，是指心脏活动中兴奋来源、传导时间、传导过程的异常导致心脏活动频率与节律的异常的一类疾病。其临床表现主要为心悸、胸闷、头晕、呼吸不畅等，包括早搏、心动过速、心动过缓、心房扑动、心房颤动等，影响患者的日常生活和工作。根据临床发病症状及严重程度的不同，主要归属于中医学"心悸""怔忡""胸痹"等范畴。

心为君主之官，阳中之阳，主血脉而藏神，气血充盈，脉道通利是心维持正常生理活动的基本条件。故而心悸之病，实者多由痰、湿、瘀、火等邪气阻遏心脉，扰乱心神所致；虚者多由体虚、饮食、劳倦、七情等致气血亏虚，心脉失养所致。正如《素问·六节藏象论》所言："气和而生，津液相成，神乃自生。"心悸的治疗重在调和心神，以神御气，神气相随，平逆乱之阴阳，和郁滞之气血。针法之长亦在于此。

**案例：**唐某，女，33岁。

**主诉：**胸闷、心悸半年余，加重1周。

**病史：**患者半年前因劳累后突发心悸，伴胸闷、乏力，无发热、恶心、呕吐、黑矇等症状。在外院就诊，查血常规、心肌酶等未见明显异常，心电图提示窦性心律不齐。经中药治疗后症状有所缓解，但仍时有心悸发作。一周前，患者因情绪激动再次出现心悸、胸闷症状，遂寻求针灸治疗。患者心悸时作，发作时伴胸闷气短，平时感到困乏，无恶心、呕吐，食欲不佳，二便正常，夜寐多梦。既往无高血压、糖尿病等病史，无家族遗传史。

**查体与实验室检查：**神清，体形中等，面色稍显苍白。胸廓对称，两肺未闻及干湿啰音。心界不大，心音有力，心率70次/分，律欠齐，各瓣膜听诊区未闻及病理性杂音。血压116/68mmHg。肝脾未触及。神经系统查体未见异常。舌暗红，苔薄白，脉细涩。心电图检查：窦性心律不齐。

**西医诊断**：心律失常（窦性心律不齐）。

**中医诊断**：心悸病，心脾两虚。

**治疗原则**：健脾宁心，益气养血。

**针灸取穴**：内关、大陵、神门、上星、百会、厥阴俞、心俞、膈俞、脾俞、足三里、三阴交。

**操作手法**：内关，直刺0.5～1寸，采用提插捻转泻法，施手法1分钟。上星、百会，向后斜刺0.3～0.5寸，行小幅度高频捻转补法。三阴交，沿胫骨内侧缘与皮肤成45°斜刺1～1.5寸，用提插补法，以下肢抽动3次为度。大陵、神门，向掌心斜刺0.3～0.5寸，施捻转补法1分钟，使针感向掌心放散。厥阴俞、心俞、膈俞、脾俞，以棘突方向斜刺1～1.5寸，施捻转补法，使针感向肋间、前胸放散。足三里，予捻转补法。每日针1次。

**治疗结果**：治疗3次后，患者心悸症状减轻。治疗7次后，心悸、胸闷症状基本消失，复查心电图提示窦性心律。继续针7次以巩固疗效。

**按语**：心悸是以患者心中悸动不安、胸闷气短等为主要症状的疾病，相当于西医学中的各类心律失常，常呈反复性、多发性。本虚标实为本病的主要病机，心脉失养而受虚火、痰浊、水饮、瘀血等侵扰，从而引发心悸。"心有所思，则精有所耗，神无所归，气无所附，百病生焉。"

本案患者素体亏虚，又思虑过度，劳伤心脾，导致脾土失健，气血生化之源，心脉无以充养而发为心悸。此次发病，恰逢情绪激动，怒则伤肝，肝气滞则心乏，又肝气横逆，克伐脾胃，耗伤阴血而宗气固遏，心神浮动而引发心悸。又因"人之所主者心，心之所养者血"，故除调神宁心外，益气养血亦是治疗本病的关键。取少阴、厥阴之原穴大陵与神门，以补法施治。神门为心之原穴，既可宁心安神，又能补益心气；心包代君受邪，大陵为心包原穴，可宁心安神，通经活络。内关为厥阴心包之络，通于阴维，不仅是调神理气之要穴，更善疗心胸之疾。配合百会、上星，可升发人体阳气，安神定志。足三里、三阴交为调理中焦的要穴，能使气血生化有源，疏理周身气机流转。阴病治阳，背俞穴受五脏六腑精气输注，为阳气所聚，取厥阴俞、心俞、膈俞、脾俞可调补脏腑精气，振奋阳气而补益阴血，健脾宁心安神。心悸总由心神动摇而发，针灸擅长调神、理气、通络，对本病尤为擅长，且收效迅速。振奋心阳、益气通脉、安神定悸为总治疗原则，配合随证取穴以扶正祛邪、大补心气，神安则悸自止。


# 十六、膈肌痉挛


呃逆是以气逆上冲、呃呃连声、声短而频、不能自制为主要临床表现的病证。它相当于西医学中的膈肌痉挛，是膈肌和肋间肌等辅助呼吸肌出现阵发性不自主挛缩，同时气门突然闭锁，导致空气迅速流入气管内，从而产生特异性声音。呃逆可见于正常人，常因遇冷、饮食、情志等因素出现一过性症状，且多可自愈。然而，若呃逆症状频繁出现或持续时长超过 48 小时，则被视为难治性呃逆，可作为中枢神经系统疾病或胃肠道疾病等某些特定疾病发展过程中的一种伴随症状。

呃逆的证候有虚实之分，多因寒邪侵袭、胃火炽盛、气机郁滞、食积停滞，或中焦虚寒、下元亏损及病后体虚羸弱等因素所致。这些因素导致胃气上逆，失于和降，上逆动膈而发。呃逆的病位在胃，受逆乱之气出于喉间而发。治疗总以理气和胃为其纲领。然形生神而神御形，形为体之表，神为体之根。神调则形自健，神乱则形必衰。因此，调神以治形，调神以养形，这是针法的精妙之处。

**案例：**汪某，男，52 岁。

**主诉：**呃逆 5 天。

**病史：**患者 5 天前进食生冷后出现阵发性呃逆，时作时止，伴有胸闷，且不能自止。自行尝试相关缓解办法未见明显改善，故前来寻求针灸治疗。刻下患者呃逆频频，呃声有力，平卧位时发作明显，得温则减，伴有胸闷、纳差，二便尚可，夜寐欠安。否认高血压、糖尿病等病史。

**查体与实验室检查：**神清，精神可，体形中等，皮肤、巩膜无黄染，咽红，扁桃体无肿大，浅表淋巴结未及肿大压痛。心肺未见异常。腹部柔软，全腹无明显压痛、反跳痛，肝脾未触及，胆囊未见异常，肠鸣音正常。脊柱四肢无畸形，神经系统查体未见异常。舌淡，苔白，脉弦紧。

**西医诊断：**膈肌痉挛。

**中医诊断：**呃逆病，寒邪客胃。

**治疗原则：**散寒理气，降逆止呃。

**针灸取穴：**内关、人中、三阴交、膻中、通谷、膈俞。

**操作手法：**内关，直刺0.5～1寸，采用提插捻转泻法，施手法1分钟。人中，向鼻中隔方向斜刺0.3～0.5寸，行重雀啄法，以眼球湿润为度。三阴交，沿胫骨内侧缘与皮肤成45°斜刺1～1.5寸，用提插补法，以下肢抽动3次为度。膻中，向下平刺0.5～1寸，行提插泻法。通谷，直刺0.8～1.2寸，行呼吸泻法，使上腹部有重胀感。膈俞，以向脊柱方向斜刺1～1.5寸，使针感向前胸、肋间扩散传导，施捻转泻法1分钟。随作而针，亦可每日针1次。若呃逆症状严重，可加灸膈俞。

**治疗结果：**针灸1次后，患者呃逆即止。但之后仍有发作，继续针灸5次后，呃逆未再发作。

**按语：**呃逆作为一种临床常见疾病，虽然病情轻微，但其发作时频繁且持续的呃声，无疑给患者带来极大的痛苦。呃逆的成因多种多样，有因于寒、因于热、因于气、因于食、因于痰、因于郁、因于火、因于虚者，但其病机总不离气逆扰动膈间。

本案患者因饮食不节，过食生冷，导致寒邪侵袭肠胃，停于经络之间，阻遏脾胃之气机升降。胃失和降，上逆动膈冲咽而发为呃逆。治疗时，需制其神而令气易行，以调神散寒理气为法。人中为督脉与手足阳明经之会，既能醒神开窍启闭，又可振奋督阳气，发挥调理脏腑气血的作用。内关穴通于阴维，属厥阴之络，有通经导气、宽胸理气、利膈降逆之效。配以三阴交益阴养精柔神。膻中属任脉，为心包募穴，又为气会，可通利周身气机，长于宽胸利膈、理气降逆。膈俞背俞应膈，有宽胸和胃、利膈降逆之功。通谷为少阴与冲脉之会，为水谷之所过，化气上精，上胸而散，上通下达。针之可健脾和胃、清浊降气。诸穴相配可醒神开窍，调整脏腑阴阳平和，疏通经络郁阻之气。神安气调则呃逆自止。"医必以神，乃见无形；病必以神，血气乃行。"（《类经》）针灸治病，必先调其"神"，神清则气行，脏腑阴阳和合，精血生化有源，周身得以滋养。因此，治疗呃逆时，需以调补中焦、疏畅气血顺逆为主，配以调神理气之法，则降逆之功甚笃。

# 十七、急性胃肠炎

急性胃肠炎是由各种原因引起的胃肠黏膜的急性炎症。该病多发生于夏秋季节，儿童或抵抗力较差的人群更易感。如以呕吐、胃痛为主者，为急性胃炎；以腹泻、脐周疼痛为主者，为急性肠炎；吐泻均明显者，则为急性胃肠炎。本病属于中医学"吐泻""腹痛""霍乱"范畴。中医学认为，本病多因饮食不节（洁），暴饮暴食，加之感受寒湿或因热贪凉，重湿内蕴，致胃肠运化功能失调，清浊不分。因此，在治疗中，需以温中化浊、提升阳气、消食导滞、温和肠胃、清暑利湿、解表散寒等方法进行治疗。石学敏院士采用针灸治疗本病时，无论是在选穴上还是在手法量学上，均有一整套的严谨配方，临床取得了明显的效果。

**案例：**张某，男，36 岁。

**主诉：**腹泻腹痛 2 天，呕吐 1 天。

**病史：**患者 2 天前进食烧烤、冷饮后，出现腹痛、腹泻水样便 7 次。自服蒙脱石散后，症状改善不明显。今日患者腹痛、腹泻加重，先后腹泻两次水样便，恶心呕吐 4 次，均为胃内容物，伴发热。至急诊予抗感染、补液治疗后，症状有所缓解。刻下：胃脘及腹部疼痛，得温则舒，恶心，发热恶寒，乏力。

**查体及实验室检查：**体温 37.5℃，脉搏 92 次 / 分，血压 145/85mmHg。神清合作，营养欠佳，自动体位，双瞳孔等大等圆，光反射存在，颈软，皮肤及巩膜无黄染，心肺（－），咽无红肿，扁桃体无肿大，气管居中，腹平软，无压痛及反跳痛，肠鸣音亢进，四肢肌力、肌张力正常，双下肢无水肿。舌红边有齿痕，苔白腻，脉弦滑。粪常规示白细胞 10～12/HP，血常规示白细胞升高，肝肾功能、电解质未见明显异常。

**西医诊断：**急性胃肠炎。

**中医诊断**：泄泻，呕吐。

**治疗原则**：和胃降逆，理气导滞。

**针灸取穴**：曲池、风池、足三里、中脘、脾俞、公孙、内关。

**操作手法**：曲池，屈肘直刺 1.5 寸，令酸胀感向手腕放射；风池，直刺 1 寸，令局部酸胀为度；内关，直刺 1.5 寸，令酸胀感向腕关节放散；公孙，直刺 0.5 寸，令局部酸胀。诸穴均施捻转提插之泻法。脾俞，直刺 0.5，微斜向横突，施捻转补法，令麻电感向前放射；中脘，直刺 2 寸。二穴均施捻转提插之补法。以上方法每日 1 次，留针 30 分钟。

**治疗结果**：经 3 天治疗后，患者体温恢复正常，呕吐症状消失，腹痛减轻，大便不成形。1 周后，大便已成形，血常规正常，精神可，自觉无不适症状。

**按语**：中医学认为，湿为泄泻的主要因素，即脾虚湿盛为其发病关键。在治疗方面，《医宗必读·泄泻》提出了著名的治泄九法，即淡渗、升提、清凉、疏利、甘缓、酸收、燥脾、温肾、固涩。其论述系统而全面，是泄泻治疗学上的一大发展。纵观历代医家，在治疗中大多以运脾化湿为原则，体虚者兼以温肾补脾。配方中应用天枢穴，取其为大肠募穴之特性，意在调整脾胃。加之与脾俞、胃俞相配为俞募配穴法，可达通调胃肠之功。上巨虚为手阳明之下合穴，合治腑病。对于重湿盛者，以足三里、关元、肾俞行温针灸，可达温补脾肾、祛湿止泄之功。石学敏院士在针刺治疗急性胃肠炎时，注重手法量学的实施。研究表明，不同留针时间会对针刺疗效产生影响。留针时间并非越长越好，针刺穴位后，随着时间的推移，针刺效应会经历升高－峰值－降低－消失的过程。同时，适当的针刺疗程是保证针刺持续性效应和巩固针刺疗效的重要环节。

# 十八、慢性萎缩性胃炎

慢性胃炎指由各种病因导致的胃黏膜慢性炎性病变。临床上主要包括慢性非萎缩性胃炎（浅表性胃炎）和慢性萎缩性胃炎。此外，尚存在一些特殊类型的胃炎，诸如胆汁反流性胃炎、门脉高压性胃病等。慢性胃炎的主要致病因素为幽门螺杆菌感染，长期、反复的感染使胃黏膜屏障损害，引起腺体的萎缩和肠上皮化生，甚至可出现腺体不典型增生。患者往往表现为不同程度的消化道症状，如上腹部不适、隐痛，可伴嗳气、反酸、恶心呕吐等。根据临床表现不同，可归属中医学"胃脘痛""嘈杂""痞满""心下痛"等范畴。其病位在脾胃，但病机往往复杂多变，多由七情失和、饮食劳倦、素体虚弱、外感六淫等因素导致气机壅遏，脉络失养。脾胃位居中土，旁通他脏，为司水之枢，气机升降出入的枢纽，对化生后天气血、输布周身气机、维持机体平和稳态具有重要意义。气血化源充足，脏腑阴阳调和，则神安。神者，为人体生命的基本，亦为人体之大主，百病始于神而累于神，则其治必先本于神。


**案例：**吕某，女，40岁。

**主诉：**反复上腹部隐痛2年余。

**病史：**患者2年前无明显诱因下出现胃脘部隐痛，进食后尤为明显，伴胃胀、嗳气，时有反酸，无恶心呕吐、心悸等。曾于外院行胃镜检查，提示慢性萎缩性胃炎。2年来，胃脘部不适时有发作，曾服用中药未见明显缓解，后未予规范治疗。刻下患者纳呆，食则胃胀，嗳气，上腹部偶有隐痛，神疲乏力，便干，夜寐欠安。否认其他疾病史。

**查体与实验室检查：**神清，精神可，体形中等，皮肤、巩膜无黄染，浅表淋巴结未及肿大压痛。心率72次/分，律齐，血压116/64mmHg，心肺（-）。腹软，全腹无明显压痛、反跳痛，肝脾未触及，胆囊（-）。神经系统检查未见异常。舌淡边有齿痕，苔白，脉细弦。

**西医诊断：**慢性萎缩性胃炎。

**中医诊断：**胃脘痛，肝胃不和证。

**治疗原则：**调和肝胃，益气通络止痛。

**针灸取穴：**内关、印堂、三阴交、合谷、中脘、天枢、足三里、阴陵泉、太冲。

**操作手法：**内关，直刺0.5～1寸，采用提插捻转之泻法，施手法1分钟。印堂，向鼻根部斜刺0.3～0.5寸，行雀啄手法，至眼球湿润或流泪为度。三阴交，沿胫骨内侧缘与皮肤成45°斜刺1～1.5寸，用提插补法，使下肢抽动3

次为度。天枢，针尖微向下，向气海方向斜刺进针2～3寸，施捻转补法，令针感向胃部传导。余穴均采用常规刺法。合谷，施捻转泻法。足三里、阴陵泉，施提插泻法，使针感向足踝部传导。中脘，施呼吸泻法，以脐腹酸胀为度。太冲，施捻转泻法，使针感向足趾传导。每日针1次。

**治疗结果：**治疗5次后，患者胃部不适感明显减轻，嗳气较前减少。治疗10次后，纳食较前改善，胃痛发作频率明显减少。治疗20次后诸症基本消失，纳眠较前改善。后续随访半年，未诉发作。

**按语：**慢性胃炎是一种临床常见疾病，亦是消化系统疾病中发病率最高的疾病之一。该病往往表现为胃黏膜损伤与腺体不典型增生，随着病程进展，可出现肠上皮化生，甚至产生癌变。对慢性胃炎的早期积极干预可有效预防黏膜损伤，延缓病程进展。随着社会发展，生活工作压力增大，人们日常饮食结构改变，情志因素在胃脘痛病因中的占比显著增高。脾胃虚弱，肝气乘机横逆犯胃逐渐成为诱发胃痛的主要病机之一。

本案患者素体脾胃虚弱，中土失于健运，久则痰湿自生，气机升降失常。肝主疏泄，性喜条达而恶抑郁，脾胃虚弱而肝木之气侮其所胜，克伐脾土，脾胃受制，则气机郁滞愈甚，引发胃脘疼痛。脾失健运，胃失和降，肝气横逆，则生胀满、嗳气、反酸。治宜调神理气，疏肝和胃，通络止痛。内关、印堂、三阴交为"小醒脑"组穴，配合手法以理气解郁、调神定志。中脘为胃之募穴，六腑皆禀于胃，是为腑会，可健脾和胃，理气通腑。天枢属阳明胃经，为大肠之募穴。正如《素问·六微旨大论》所说："天枢之上，天气主之；天枢之下，地气主之。"天枢是人体气机升降的枢纽，长于调理肠胃气机。足三里为阳明胃经合穴，合治内府；阴陵泉为太阴脾经合穴，二者相配可健脾益胃、利水除湿、化气导滞，经气通则痛自止。合谷、太冲分别为手阳明与足厥阴原穴，是脏腑经络原气输注出入之处，针之可通达周身气机，调整脏腑气血功能。诸穴合用，可健脾和胃、疏肝理气，使气血和合流转有序，从而起到和胃止痛的作用。盖脾以升为健，胃以降为顺，升降相合主受纳运化水谷经纬、输布周身。气机升降出入有序是保障脾胃功能正常、人体气血生化的基石。故针时，当以调神理气为根本，辅以审证求因、因人施治。

# 十九、功能性便秘

功能性便秘属于功能性肠病的一种，并随着年龄的增加，其发病率逐渐增高。在我国，60岁及以上老年人群中，本病的患病率达15%～20%。长期便秘不仅会引发肛门直肠疾病，也常是心脑血管疾病发病的诱因，严重者还可伴有焦虑、抑郁、失眠等情绪障碍。中西医对本病病因的认识比较接近。中医学认为，本病多由脾胃失运和大肠传导失司所致，并与饮食劳倦、年老津衰、久病体弱等多种因素有关。西医学认为，本病与饮食习惯、生活方式、精神因素有关。针灸治疗便秘具有良好而确切的疗效，且安全性高，无明显不良反应。石学敏院士根据多年临床经验，在治疗便秘的过程中，注重"腑气不通，传导失司"的发病理论，制订了"以宣通腑气，以助传导"的治疗方案。

**案例：** 唐某，女，44岁。

**主诉：** 大便干结3年，加重1年。

**病史：** 患者3年前无明显诱因下出现排便困难，兼腹胀腹痛，时轻时重，重时需要使用开塞露辅助排便。曾于外院行肠镜检查，未见明显异常。近1年来患者症状加重，排便困难，努责乏力，大便呈羊粪球样，3～4日一行，平素口服日本小红丸。刻下：时觉腹胀不适，纳食少，多梦易醒。

**查体及实验室检查：** 体温36.7℃，脉搏64次/分，血压115/74mmHg。神清合作，体形偏瘦，心肺（－），腹平软，无压痛及反跳痛，四肢肌力、肌张力正常，双下肢无水肿。舌质淡，边有齿痕，苔薄白，脉细弱。

**西医诊断：** 功能性便秘。

**中医诊断：** 便秘。

**治疗原则：** 疏通脾胃，通便导滞。

**针灸取穴：** 丰隆、左水道、左归来、左外水道、左外归来、脾俞、胃俞、足三里、合谷。

**操作手法：** 双侧丰隆，进针1.5寸，施捻转泻法1分钟。

左水道、左归来及左外水道、左外归来，均直刺 1.5 寸，施捻转泻法 1 分钟；脾俞、胃俞，直刺 0.5 寸，微斜向横突，施捻转补法；足三里，直刺 1.5 寸，施捻转补法。以上方法每日 1 次，留针 30 分钟。

**治疗结果**：经 1 周治疗后，患者每天自觉有便意，但仍难排出，需借助开塞露排便。半个月后，患者每 2 天或 3 天排便一次，大便为较干硬条状，自觉腹胀明显减轻。2 个月后，患者可每天自行排便，黄软便，病告痊愈。

**按语**：便秘是临床较多见的病种之一。在中医学中，本病可归属于"大便难""后不利""脾约"等范畴。在《伤寒杂病论》中又以其病机命名为"阴结""阳结"。《黄帝内经》中已经认识到便秘与脾胃受寒、肠中有热和肾病有关。仲景提出了寒、热、虚、实不同的发病机制，为后世医家认识和治疗本病确立了基本原则。《景岳全书·秘结》云："秘结一证，在古方书有虚秘、风秘、气秘、热秘、寒秘、湿秘等说。而东垣又有热燥、风燥、阳结、阴结之说，此其主名太烦，又无确据，不得其委，而徒滋疑惑，无不为将证之害也。不知此证之当辨者，则曰阴结、阳结而尽之矣。"根据"阴结""阳结"这个总病机，我们通过多年的临床研究认为，针刺能通过调整阴阳来通便开结，具体表现在针刺能明显增加肠蠕动，增强大脑皮层和腰骶部脊髓内低级中枢对排便反射的调节，提高腹肌、肛提肌、结肠平滑肌的紧张性，而逐渐改善胃肠道平滑肌的运动障碍，以达到加速肠内废物的排泄作用。

石学敏院士认为，该病的关键在于腑气不通，传导失司，治疗当责之于足阳明胃、足太阴脾与足少阴肾经。《灵枢·杂病》云："腹满，大便不利，腹大，亦上走胸嗌，喘息喝喝然，取足少阴。腹满，食不化，腹不化，腹向向然，不能大便，取足太阴。"本法中的丰隆为胃之络穴，别走太阴，能调节脾胃功能。水道穴，属足阳明胃经。《针灸甲乙经·三焦约内闭发不得大小便》曰："三焦约，大小便不通，水道主之。"归来穴，又名溪穴，属足阳明胃经，可助冲脉散热于胃经。两穴合用可滋水行舟，清阳明经之热，以促燥屎下行。外水道、外归来下方深层有降结肠，针刺四穴可增加肠道蠕动，以助大肠传化，改善便秘症状。

# 二十、前列腺增生

良性前列腺增生是由于前列腺体积异常增大，引起下尿路功能障碍为主要临床症状的疾病，是中老年男性发病率最高的疾病之一。症见尿频、夜尿增多、排尿等待、排尿困难、间断排尿等，对患者生活影响巨大。本病属于中医学"癃闭"范畴，其中"癃"指小便不利，"闭"为小便不通。《素问·宣明五气》有云："膀胱不利为癃。"其病位主要在膀胱，主要病机为阳气不足、气化无权，或是湿热痰浊瘀血凝结下焦，阻塞水道。此外，三焦气机不畅则浊阴不降；肺气郁闭，宣降失司，则水道失于调摄；肝失调达，气机郁滞，则水停津聚；脾气虚弱，则清浊升降失常；肾气亏虚，则气化不利。治疗时，需调和阴阳气血，恢复膀胱气化功能，再审其病机，随证治之。具体治法包括：温阳益气以通利水道，清热利湿、化痰祛瘀以疏通水道，调畅三焦气机以通畅水道，宣肺降气以通调水道，健脾益气以升清降浊、利水渗湿。治疗不应局限于膀胱本身，而应从整体出发，调整机体气化水液输布为治疗大法。

**案例：**曹某，男，56 岁。

**主诉：**小便不利 1 年余。

**病史：**患者 1 年前无明显诱因下出现小便排出不畅，尿后余沥不尽，夜尿增多至 3～4 次，伴有小腹胀。曾于外院行超声检查，提示前列腺增生。间断口服坦索罗辛治疗，症状稍有缓解，但仍缠绵不愈，甚至排尿时需分几段方能排净。刻下患者小便不利，排尿余滴不尽，夜尿频，腹坠胀，纳呆乏力，大便秘结，夜寐欠安。有高血压病史，否认其他疾病史。

**查体与实验室检查：**神清，精神尚可，体形中等，皮肤、巩膜无黄染，浅表淋巴结未及肿大压痛。心率 76 次 / 分，律齐，血压 136/70mmHg，心肺（－）。腹软，全腹无明显压痛、反跳痛，肝脾未触及，胆囊（－）。尿常规（－）。舌淡胖，边有齿痕，苔白，脉沉细。泌尿系超声示前列腺增生，残余尿 21mL。尿流动力学检测示最大尿流率 16.7mL/s。

**西医诊断**：良性前列腺增生。

**中医诊断**：癃闭病，脾虚气弱。

**治疗原则**：益气健脾，通利小便。

**针灸取穴**：内关、百会、印堂、三阴交、列缺、气海、关元、中极、水道、足三里。

**操作手法**：内关，直刺 0.5～1 寸，采用提插捻转泻法，施手法 1 分钟。印堂，向鼻根部斜刺 0.3～0.5 寸，行雀啄手法，至眼球湿润或流泪为度。百会，针尖向后刺入，针柄旋转 90°，行小幅度高频捻转补法。三阴交，沿胫骨内侧缘与皮肤成 45° 斜刺 1～1.5 寸，用提插补法，使下肢抽动 3 次为度。列缺，向肘部斜刺进针 0.5～1 寸，施提插捻转补法，使针感向臂肘部放散。气海、关元、中极、水道，取 3 寸针直刺 1.5～2 寸，轻捻缓进，施捻转补法，使针感向会阴部放散。足三里，施提插捻转补法，使针感向四周扩散。每日针 1 次。

**治疗结果**：治疗 7 次后，患者夜尿减少，排尿较前明显通畅，小腹坠胀缓解。治疗 14 次后，小便情况日渐改善。治疗 20 次后诸症消失，小便通畅，纳眠改善。复查泌尿系超声显示残余尿量 1mL，尿流动力学检查示最大尿流率 21.3mL/s。

**按语**：良性前列腺增生是中老年男性最常见的疾病之一。目前西医学对本病的药物治疗主要以 $5\alpha-$ 还原酶抑制剂控制腺体增大，$\alpha-$ 肾上腺素受体阻滞剂改善下尿路症状为主。随着病情进展，到达手术指征后可进行外科手术治疗，以减小腺体体积。但大部分患者仍无法得到完全的症状缓解，且病情迁延反复，缠绵难愈。中医疗法在治疗癃闭上具有丰富经验，尤其是针灸以其疗效确切、收效迅速而优势显著。膀胱气化不利，小便难出是本病的主要病机，故而治疗当以通利为用。

本案患者年过五十，阳气渐衰，脾气虚弱，纳呆乏力，气血生化乏源，更耗伤中气。中气不足，脾失健运，则清阳不升，浊阴不降，水湿无以运化，蓄于膀胱，膀胱气化不利而小便难出。印堂为督脉与阳经所会，百会又名三阳五会，属督脉，督脉起于胞中，为诸阳之会，针之可统御阳气，疏利气机。配合内关、三阴交共行醒神开窍、升阳益气之效。气海为诸气之所聚，可补气调气、固本扶正。关元又名丹田，为元阳之所汇，针之可激发命门之气，助膀胱气化。中极属任脉，为膀胱之募穴，有疏利膀胱气机之功。水道功在治水，针之可清利下焦。足三里健脾益气、固本培元；三阴交为足三阴经之会，肝主行气，脾主运化，肾主二便，脾肾之气充足而肝气调达，则气自行、水自利。列缺属肺经通任脉，肺气通则水道调。诸穴合用，可助阳通气、疏利膀胱，使清升浊降、气机升降有序，则小便自通。医者临证时，需窥见其病位在膀胱，但治疗不应局限于膀胱本身。肺为水之上源，脾为中土运化水湿，肾为水之下源，水液气化输布非一家之功。阴阳交互、形神相合、五行制化、经络气血周流不休，是为人之根本。对人体生理病理的认知不应仅仅拘泥于发病之脏，而应从整体出发，深入审视并理解病机的本质。神者，五脏六腑之大主，主明则下安，凡形体不利者，当先调神。

# 二十一、阳痿

功能性阳痿是指由非器质性原因所导致的大脑皮质对性兴奋的抑制作用加强，以及脊髓勃起中枢兴奋性减退所引起的阳痿。临床表现为男子在有性欲和性兴奋的状态下，阴茎不能勃起，或虽能勃起但勃而不坚，或坚而不久，以致无法插入阴道完成正常性交的一种病证。本病属于性功能障碍的一种。西医学认为，长期的精神紧张会导致大脑皮质对性兴奋的抑制作用加强，或神经系统因长期处于高度兴奋状态而致衰竭，使得脊髓勃起中枢兴奋性减退。在一般刺激下，阴茎动脉血管无法扩张，从而导致阳痿。针刺治疗功能性阳痿是临床上行之有效的疗法之一，其治疗重点在于疏导气机、滋养肾阴、舒筋通络。石学敏院士在治疗阳痿的过程中，十分重视精神因素在发病中的作用，认为性神经衰弱是其病机关键，与中医学的"神气"之说相吻合。因此，在滋补肝肾的同时，注重调神安志、疏导气机，取得了较好的疗效。

**案例：**黄某，男，33岁。

**主诉：**阳痿1年。

**病史**：患者婚后房事不节，常感腰酸乏力，四肢发凉。1 年前出现阳痿症状，无法同房。自行服用大量补肾药物，但疗效不显著，导致患者紧张不安。每次同房时，阴茎均无法勃起，故来我科寻求针灸治疗。刻下症状：阳痿，腰酸乏力，失眠，二便正常。

**查体及实验室检查**：神清，精神尚可，面色萎黄。心肺听诊无异常，腹部平软，无压痛及反跳痛。四肢肌力、肌张力均正常。前列腺检查未见异常。双下肢无水肿。舌淡苔薄白，脉沉。

**西医诊断**：性功能障碍。

**中医诊断**：阳痿。

**治疗原则**：调神安志，温补肾阳。

**针灸取穴**：印堂、内关、水沟、中极、关元、三阴交、秩边透水道。

**操作手法**：内关，直刺 1 寸，采用捻转提插泻法。水沟，针尖刺向鼻中隔，采用雀啄手法，以眼球湿润为度。中极、关元，直刺 1.5 寸，得气后施捻转补法 1 分钟；关元的针感需达前阴。印堂，向鼻根斜刺 0.3 寸，采用雀啄平补平泻手法 30 秒。三阴交，直刺 1 寸，采用捻转或提插补法。秩边透水道，从秩边进针，针尖定向深透向同侧水道 5 ～ 7 寸。以上方法每日治疗 1 次，留针 30 分钟。

**治疗结果**：经过 8 次针灸治疗后，患者睡眠质量有所改善，阴茎能够勃起，但持续时间不长。继续治疗 4 次后，阴茎勃起坚而有力，性交成功。再经过 7 次巩固治疗后，患者病情痊愈。

**按语：** 石学敏院士认为本病病因主要涉及心、肝、脾、肾四脏。勃起的实现需要心神启动、肝经不弛、脾肾滋养三者共同作用，缺一不可。其中，心在此流程中为之起始，更为重中之重。在性生理活动过程中，心主神明以司性欲，主养血脉而充精室。君火因欲念而动，则心气下交于肝肾。心神安宁是勃起的前提条件，因此，在益肾培元的同时，必须注重调神安志、疏导气机，并给予必要的常识教育和心理治疗。在治疗过程中，应因人而异地进行心理调整，解除患者的焦虑情绪和恐惧心理，使之与医生密切合作，这是治疗成功的前提。

针灸配穴中选取命门、关元、中极以温补肾阳、培元固本；心俞、神门可调神导气、令气易行；三阴交为三阴经之会穴，可滋阴补肾、益肾填精。在施用针法时，需注重针感传导及手法量化指标，特别是在针刺关元、中极等穴时，应重视针刺手法的运用，使针感沿着经脉的循行路线传导至前阴、阴茎、龟头部，这是获取疗效的关键。因此，针灸治疗性神经衰弱所致阳痿具有其独到之处。研究证实，针灸可调节患者的激素水平、增强局部神经的兴奋性、促进泌尿生殖系统局部的血液循环，并改善由焦虑等心理因素引起的交感神经兴奋状态，从而有效改善勃起功能。

# 二十二、梅核气

梅核气指咽中似有梅核阻塞、咳之不出、咽之不下、时发时止，并且不影响呼吸和吞咽等正常生理功能。该病多发于青中年人，以女性居多。在古代医籍中尚有梅核、梅核风及回食丹等别名。《黄帝内经》已有关于梅核气症状的记载。如《素问·咳论》曰："心咳之状，咳则心痛，喉中介介如梗状，甚则咽肿喉痹。"中医学认为，本病主要因情志不畅，肝气郁结，循经上逆，结于咽喉或乘脾犯胃，运化失司，津液不得输布，凝结成痰，痰气结于咽喉引起。西医学认为，咽部感觉神经敏感、精神因素、自主神经功能紊乱是主要致病因素，并且三者可相互作用，产生恶性循环，导致病情迁延难愈。相关研究证实针刺治疗本病具有良好的治疗效果。

**案例：**徐某，女，45 岁。

**主诉：**自觉咽喉有异物梗阻感 2 个月余。

**病史：**2 个月前，患者因情志不畅后出现胸闷，自觉咽喉有异物梗阻感，咽之不下，咳之不出。进食无影响，善太息。曾于外院五官科行喉镜检查，未见明显异常。刻下：胸闷，咽喉有异物梗阻感，纳少，二便调，夜寐欠安。

**查体及实验室检查：**神清，精神可，心肺（－），腹平软，无压痛及反跳痛，四肢肌力、肌张力正常。双下肢无水肿。舌红，苔薄白，脉弦。

**西医诊断**：咽部神经官能症。

**中医诊断**：梅核气。

**治疗原则**：醒脑开窍，疏肝理气。

**针灸取穴**：水沟、内关、印堂、上星、百会、四神聪、风池、完骨、合谷、天突、廉泉、太冲。

**操作手法**：内关，直刺 1 寸，施捻转提插泻法。水沟，针尖刺向鼻中隔，施雀啄手法，以眼球湿润为度。印堂，横刺 0.3 寸，施雀啄手法 1 分钟。上星、百会、四神聪，平刺 0.5 寸，平补平泻。风池，直刺 1.5 寸，施捻转补法，行手法 1 分钟。完骨，直刺 1.5 寸，施捻转补法 1 分钟。合谷、太冲，直刺 0.5 寸，施呼吸泻法 1 分钟。天突，向下进针，与胸骨柄相平行，进针 1.5 寸深，施捻转平补平泻手法。廉泉，直刺进针 1 寸，施提插泻法 1 分钟。以上方法每日 1 次，留针 30 分钟。

**治疗结果**：经 3 次针灸治疗后，患者咽喉异物梗阻感明显好转。继续治疗 5 次后，食欲好转，症状消失。

**按语**：本病从病机上讲，不外乎心神失宣，机变不行而致。中医学视神志所伤为重要内因。各种精神活动都和心神密切相关，同时也必然会影响躯体的各种功能。因本病症状繁杂，临床辨证类型较多，故历代治疗立法各异。石学敏院士创立的"醒脑开窍"针刺法，其理论根据在于：神之所在，心藏神，脑为元神之府；神之所主，人体一切生命活动的外在表现；神之所病，百病之始，皆本于神；神之所治，凡刺之法，先醒其神。本病病机关键在于心窍闭阻、心神郁逆，治疗当以醒脑开窍为主则。以水沟、内关为主穴，辅以对症选穴，疗效尤佳。应当强调，本病虽常见，但须排除相关的各种器质性疾患，防止误诊。

# 二十三、绝经前后诸证

围绝经期综合征，又名更年期综合征，是指女性因卵巢功能逐渐减退或丧失，导致雌激素水平显著降低，机体内分泌失调，进而引发多个系统出现功能紊乱的一类临床疾病。其主要表现为自主神经功能紊乱及代谢障碍，具体包括潮热汗出、睡眠障碍、情绪失调、全身多处疼痛、头痛眩晕及疲劳等，这些症状往往对女性的日常生活及健康状况影响显著。在现代中医学中，将围绝经期综合征统称为"绝经前后诸证"；在古籍中，根据其临床表现不同往往可辨为不同病，如"脏躁""百合病""心悸""汗症""不寐"等。《素问·上古天真论》载："女子……七七，任脉虚，太冲脉衰少，天癸竭，地道不通，故形坏而无子也。"围绝经期妇女肾水渐衰，冲任虚损，天癸枯竭，故而月经不至，肾水亏而肝气滞，气血无以奉养，诸脏腑功能失调，经脉气血郁滞，故而引发百般不适。针灸既长于疏通经络、调和气血、畅达气机，又能调理脏腑功能，补肝肾、益气血、调补冲任，对本病具有显著的治疗效果。

**案例**：李某，女，48岁。

**主诉**：反复胃脘不适伴心悸汗出半年余。

**病史**：患者半年来反复出现胃脘不适，胃胀、嗳气，伴心悸烦闷、潮热汗出，时有头昏头胀，眠中易醒，疲乏感明显，无恶心呕吐等。纳差，小便调，大便时干时稀。外院曾行胃肠镜检查提示慢性非萎缩性胃炎，HP（－）；肠镜无明显异常。已停经4个月余，未行规范治疗。既往无高血压、糖尿病等病史，无家族遗传史。

**查体与实验室检查**：神清，体形中等，心率74次/分，律齐，血压120/68mmHg，双肺听诊无异常。肝脾未触及，腹部无明显压痛、反跳痛。胆囊区无压痛。神经系统查体未见异常。舌暗，苔白腻，脉沉细。心电图检查未见明显异常。

**西医诊断**：围绝经期综合征。

**中医诊断**：绝经前后诸证，肝肾亏虚证。

**治疗原则**：补肝肾，调冲任，平阴阳。

**针灸取穴**：内关、人中、三阴交、百会、上星、外关、合谷、太冲、天枢、足三里。

**操作手法**：内关，直刺0.5～1寸，采用提插捻转之泻法，施手法1分钟。人中，向鼻中隔方向斜刺0.3～0.5寸，行重雀啄法，以眼球湿润为度。三阴交，沿胫骨内侧缘与皮肤成 45° 斜刺 1 ～ 1.5 寸，用提插补法，使下肢抽动 3 次为度。上星、百会，选 3 寸毫针由上星进针，沿皮刺入百会穴，针柄旋转 90°，后行小幅度高频捻转补法。余穴均采用常规刺法。外关施以提插泻法，合谷、太冲、天枢予呼吸泻法，足三里予捻转补法。每日或隔日针 1 次。

**治疗结果：**治疗 7 次后，患者胃脘不适、头昏乏力等症明显改善，汗出较前减少，仍偶有心悸、潮热等症状。继续治疗 15 次后，诸症消退，精神较前明显改善，情绪稳定，胃纳良好，未诉潮热心慌再作。

**按语：**围绝经期是从性成熟期逐渐过渡至绝经期的特殊阶段，由于卵巢功能衰退，神经内分泌失调，会引发诸多不适。本案患者年近七七之年，肾水亏虚，肝血不足，水不涵木，相火妄动，心肾不交，心失所养，故而出现心慌心悸、潮热汗出、头目昏沉等症。先天之精渐亏，又兼气机郁滞，失于调畅，故而脾气虚弱，生化乏源，升降失司，导致胃脘不适。清阳不升则九窍不利，肌肉不用，多发周身疼痛乏力。治疗宜补益肝肾，调补冲任，宁心安神。针灸治疗具有调节阴阳平衡之力，收效迅速。内关属厥阴心包经，与阴维脉相通，具备养心安神、疏通气血的功效；人中作为督脉要穴，具有醒脑开窍、宁心安神的重要作用。泻内关、人中以疏血气之滞，宣神气之郁。三阴交是足三阴经之交会穴，具备滋补肝肾、调畅全身气血的功效。此三穴为"醒脑开窍"针法的主穴，配以百会、上星振奋阳气，安神定志。合谷、太冲交通阴阳，调畅气机，宁心安神。三焦失调者，治宜取外关。外关为三焦经络之穴，与阳维脉相交会，具有疏理三焦、泻脏腑内热、调畅气机之功效。辅以天枢、足三里调理脾胃气血，养阴益气，助后天生化。诸穴相配，共奏醒神开窍、补益肝肾、平衡阴阳、调畅周身气机之效。临证中，绝经前后诸证往往可表现出不同的临床症状，然症虽有异，法可求同。谨守病机，切中要害，方能无往不利。

# 二十四、脏躁

更年期综合征是指女性从育龄期过渡到老年期，因卵巢功能减退，逐渐由绝经前的促性腺激素状态转变为生育能力缺失的绝经后状态。对该病病因的认识，中医学与西医学比较接近。中医学认为，本病为经断前后，肾气渐衰，天癸将竭，冲任虚衰，脏腑功能失调，机体阴阳失于平衡协调而致；西医学认为与经绝期卵巢衰退有关。研究表明，针刺疗法能有效调节患者肾－天癸－冲任－胞宫轴的功能，是中医治疗更年期综合征的主要疗法之一。石学敏院士在治疗更年期综合征的过程中，注重经断期间肾阴、肾阳失调而发病的理论，制订了调理肝肾阴阳的针灸治疗方案，取到理想的疗效。

**案例：**蔡某，女，53 岁。

**主诉：** 反复潮热汗出半年余，加重 1 个月。

**病史：** 患者半年前停经后出现潮热汗出，入夜尤甚，时而烦躁易怒，心悸时作，1 个月前患者上述症状加重，故来我科就诊。刻下：五心烦热，口干，心悸少寐，小便调，大便干。

**查体及实验室检查：** 神清，精神可，心肺（－），腹平软，无压痛及反跳痛，四肢肌力、肌张力正常。双下肢无水肿。舌红少苔，脉细。

**西医诊断：** 更年期综合征。

**中医诊断：** 脏躁。

**治疗原则：** 滋阴补肾，清心降火。

**针灸取穴：** 百会、四神聪、肾俞、心俞、太溪、三阴交、足三里、太冲。

**操作手法：** 百会、四神聪，平刺 0.5 寸，平补平泻。心俞，针尖向脊柱方向斜刺，进针 0.5 寸，施捻转补法。肾俞，直刺 1 寸，施捻转补法。太溪，直刺 1 寸，施提插补法。足三里、三阴交，直刺 1 寸，施捻转或提插补法。太冲，直刺 0.5 寸，施平补平泻法。以上方法每日 1 次，留针 30 分钟。

**治疗结果：** 经 10 次针灸治疗后，患者心悸、烦躁感减轻，睡眠好转。继续治疗 12 次后，患者症状基本消失。

**按语：** 该病病名在历代医书中并无相关记载，就临床表现和病因病机而言，可归于"年老血崩""百合病""脏躁"等病证范畴。《金匮要略·妇人杂病脉证并治》云："妇人脏躁，喜悲伤欲哭，象如神灵所作，数欠伸。"其指出"脏躁"

二十四、脏躁

多发于女性，以"喜悲伤"为主要症状。本病的病因比较复杂，症状变化也较多，后世医家亦多有论及。如《医宗金鉴》认为："脏，心脏也。心静则神藏。若为七情所伤，则心不得静，而神躁扰不宁也。故喜悲伤欲哭，是神不能主情也；象如神灵所凭，是心不能神明也。"在这里，将"脏躁"的"脏"解释为心脏。由此看出，古代医家认为本病是由于思虑过度，损伤心脾，致精血内亏不能濡养五脏，造成阴阳失调，浮火妄动，上扰心神。

石学敏院士认为，"脏躁"的主要病因病机是冲任空虚，肾精肾气衰弱，素禀阴虚之体，或有亡血失血之人，至更年期即会出现某些肾精亏虚、肾水不足的症状。肾为癸水，肝属乙木，心为君火。肾水亏虚则不能滋养肝木和制约心火，因而出现一系列水亏火旺的证候。而素禀阳虚之体，至更年期常会出现肾气渐虚等一系列命门火衰及脾肾阳虚的表现。治疗本病应从调理阴阳入手，以"益火之源以消阴翳，壮水之主以制阳光"作为治疗本病的原则。故配方中的穴位以调理肾阴肾阳为主，取到了比较理想的效果。研究表明，针刺百会、肾俞、三阴交，可调节单胺类神经递质含量，改善更年期综合征睡眠障碍及情绪障碍。

# 二十五、抑郁症

抑郁症是一种常见的精神障碍类疾病，是社会心理疾病中的重要类型。表现为连续且长期的情绪低落、思维迟缓、食欲减退、耳鸣、幻听等，严重者自残、自杀。《丹溪心法·六郁》云："气血冲和，万病不生；一有怫郁，诸病生焉。故人身诸病，多生于郁。"西医学认为，抑郁症的发生常与遗传因素、脑功能核团的结构与功能、肠道微生物、细胞因子、神经免疫等有关。目前治疗以选择性 5- 羟色胺再摄取抑制剂与去甲肾上腺素再摄取抑制剂为主，但往往见效缓慢、不良反应多，因此亟须一种既疗效显著、不良反应少，又无成瘾性的治疗手段。本文介绍以针刺治疗为主，临床收到理想的疗效。

**案例：**王某，女，16 岁。

**主诉：**情绪低落、厌食半年余。

**病史：**患者半年前中考失利后逐渐出现情绪低落、厌食，食入即吐，外院诊断为"抑郁症"，患者及家属拒绝西药抗抑郁治疗，故来我科就诊。刻下：情绪低落，厌食，失眠，二便调。

**查体及实验室检查：**神清，精神可，心肺（–），腹平软，无压痛及反跳痛，四肢肌力、肌张力正常。双下肢无水肿。舌淡苔薄白，脉细涩。

**西医诊断：** 抑郁症。

**中医诊断：** 郁证。

**治疗原则：** 疏调气机，补血安神，补脾益肾。

**针灸取穴：** 印堂、上星、百会、四神聪、肝俞、心俞、脾俞、间使、三阴交、足三里、太冲。

**操作手法：** 上星，向上斜刺 0.5 寸，捻转泻法。百会、四神聪，平刺 0.5 寸，平补平泻。印堂，向鼻根斜刺 0.3 寸，施雀啄平补平泻法。心俞、脾俞，针尖向脊柱方向斜刺，进针 0.5 寸，施捻转补法。肝俞，向脊柱方向斜刺，进针 0.5 寸，施捻转泻法。间使，直刺 0.5 寸，捻转泻法。太溪，直刺 1 寸，施提插补法。足三里、三阴交，直刺 1 寸，施捻转或提插补法。太冲，直刺 0.5 寸，施平补平泻法。以上方法每日 1 次，留针 30 分钟。

**治疗结果：** 经过 12 次的针灸治疗后，患者纳食好转，夜寐安。继续治疗 5 次后，患者开始对生活有兴趣，精神可；继续针刺 5 次后，患者精神乐观，纳可，寐安。

**按语：** 郁证是临床较为常见的病种，也是针灸治疗效果显著的病种之一。尤其在调神方面，收效迅速。石学敏院士以"神凝则气聚"为理论基础，创立了"醒脑开窍"针刺法，认为"神"是中风病及郁证等精神类疾病的关键所在，治疗应以醒脑开窍、滋补肝肾、疏通经络为宜。研究表明，"醒脑开窍"针刺法可提高脑卒中后抑郁患者脑内单胺类神经递质（如去甲肾上腺素和 5- 羟色胺）的水平，缓解抑郁症状，同时可刺激大脑皮质，提高兴奋度，提升脑血流的灌注量，扩张脑血管。

# 二十六、糖尿病

糖尿病是一种临床常见的代谢内分泌病，以多尿、多饮、多食、倦怠乏力、形体消瘦或尿有甜味为特征。据世界卫生组织的调查研究，其发病率已位居第三，仅次于心血管疾病和肿瘤，为最常见的内分泌代谢性疾病之一，其中 2 型糖尿病占比超过 90%。中医学认为，消渴病是由于先天禀赋不足，加之情志失调、饮食不节等因素共同作用而引发的，以阴虚燥热为基本病机的病证。西医学认为，本病的发病主要与胰岛素抵抗和胰岛细胞功能受损有关，积极干预代谢异常有助于改善预后。临床实践已证明，针灸疗法辅助治疗在降低血糖、减缓并发症等方面疗效确切。石学敏院士在治疗本病过程中，注重以肾虚发病为主的理论，制订了以调节肾之阴阳为主、调整五脏的治疗方案，临床收到了满意的疗效。

**案例：** 王某，男，40 岁。

**主诉：** 口干、多饮、多尿、疲倦无力 2 个月。

**病史：**患者平时工作压力大，常熬夜。2个月前出现多食易饥，口渴多饮，尿多，无恶心，时感疲倦乏力，少寐多梦，2个月内体重减轻3kg。遂至社区医院就诊，查尿糖（++++），空腹血糖12.5mmol/L，诊断为"2型糖尿病"，予口服西药二甲双胍控制血糖，目前空腹血糖9～10mmol/L，尿糖（+++），无视物模糊。

**查体及实验室检查：**体温：36.8℃，脉搏：80次/分，血压：135/80mmHg，神清合作，面色萎黄，形体偏瘦，心肺（－），腹平软，无压痛及反跳痛，四肢肌力、肌张力正常，双下肢无水肿。舌红，苔黄，脉沉细。空腹血糖11.11mmol/L；尿糖（++++）。

**西医诊断：**2型糖尿病。

**中医诊断：**消渴病，阴虚内热证。

**治疗原则：**滋阴清热，润燥生津。

**针灸取穴：**列缺、照海、中脘、三阴交、足三里、胰俞、肺俞、膈俞、脾俞、肾俞。

**操作手法：**列缺，向肘斜刺1寸；照海，直刺0.5寸，均施捻转补法；中脘，直刺2寸，施呼吸泻法，针感向全腹放散；三阴交，直刺1寸，施捻转补法；足三里，直刺1.5寸，施捻转补法；肾俞，直刺1.5寸；膈俞、脾俞、肺俞、胰俞，向椎体方向斜刺，进针1.5寸，均施捻转补法，针感向前放散。以上方法每日1次，留针30分钟。

**治疗结果：**2周后患者口渴、尿多减轻，疲倦感消失，查尿糖（++）；1个月后诸症消失，查尿糖（±），空腹血糖

7.2mmol/L。

**按语：**中医对于治疗糖尿病及积极预防、延缓其并发症的发生均具有重要意义。中医学认为该病属"消渴"范畴，消渴病名首见于《素问·奇病论》，其病因可概括为禀赋不足、过食肥甘、劳欲过度、情志失调等。针灸疗法辅助治疗该病，属于中医外治法，《针灸聚英》《针灸大成》等著作均记载了消渴病的针灸治疗处方。

石学敏院士认为，糖尿病的病机是饮食不节、禀赋不足、劳欲过度等引起的燥热内盛。肺、脾、胃、肾阴亏虚使布津受纳、运化、滋润功能失常，导致阴消之症。其中脏腑阴亏为本，燥热为标。燥热盛而致阴液愈亏，阴液愈亏则燥热愈盛。日久阴病及阳，致气虚阳衰的消渴阳消之症。消渴虽有在肺、脾、肾的不同，但常相互影响，导致数个脏腑病变同时出现。肾为阴阳之根，肾虚易致肺、脾的输布、运化功能不利。肾阴虚则虚火内生，灼伤心肺及脾胃，造成阴消；肾阳虚则阴寒内生，形成火不暖土，阴消常发之势。因此，在上、中、下三消的肺、脾、肾三脏中，乃以肾为根本。因此，本方配穴选用了肾俞、三阴交等穴以调理肾阴肾阳，收到了满意疗效。现代研究发现，足三里与三阴交配伍，有着显著的降糖效应。

# 二十七、湿疹

湿疹是由多种因素引起的皮肤炎症反应，具有明显的渗出倾向，皮损具有多形性、对称性、反复发作性、瘙痒性等显著特点。根据临床表现的不同，可分为急性、亚急性、慢性三期。其发病与遗传、环境、免疫等因素息息相关。目前西医临床中用于治疗湿疹的药物主要有抗组胺药、糖皮质激素、免疫抑制剂、生物制剂等，但大部分药物仍无法根治，且具有一定的不良反应。

湿疹属中医学"湿疮"范畴，又根据皮损特点不同可称为"四弯风""浸淫疮""粟疮""血风疮"等。本病之病因，虚则由气血亏虚、脏腑功能失调而发；实则多因风、湿、热等邪气所致。总体以禀赋不足、脾胃虚损为本，风、湿、热等邪气相搏于肌肤为标。风邪轻扬开泄，善行而数变，故疮发无定处；湿邪重浊黏滞，故疮见渗出，甚者发为水疱；湿为阴邪，易伤阳气，阻遏气机，脾阳不振，气机郁滞，水湿内停，缠绵难愈；热为阳邪，耗气伤津，久则阴血伤而内风生，风得热动，热得风夹，上扰心神，外扰肌肤，发而为疮。其治疗重在调整机体气血阴阳平衡，损其有余而补其不足，健脾利湿、祛风养血为总体治疗大法，标本兼顾方可收效。

**案例：**马某，男，38岁。

**主诉：**四肢反复皮疹伴瘙痒半年余。

**病史：**患者半年前无明显诱因下出现皮疹，以双下肢为主，瘙痒难忍，部分时有渗液。皮疹反复发作，每次发作时外用激素类药物可缓解。半年来，患者症状时轻时重，发作无定时，故寻求针灸治疗。刻下，双手及双下肢腘窝周围可见红色斑丘疹，大部分已脱屑、结痂，部分皮疹可见渗液，瘙痒剧烈。纳一般，大便黏腻，夜寐安。平素嗜酒，否认其他疾病史及家族病史。

**查体与实验室检查：**神清，精神可，体形中等。四肢可见散在红色斑丘疹，高出皮面，直径1～2mm，脱屑、结痂，部分皮疹可见渗液、脱屑，边缘整齐，局部皮肤粗糙。全身浅表淋巴结未及肿大压痛。心率70次/分，律齐，血压126/66mmHg，心肺（-）。神经系统检查未见阳性体征。舌淡，苔微黄腻，脉濡滑。

**西医诊断：**湿疹。

**中医诊断：**湿疮病，湿热内蕴证。

**治疗原则：**健脾除湿，疏风清热。

**针灸取穴：**内关、百会、印堂、三阴交、曲池、血海、阴陵泉、足三里。

**操作手法：**内关，直刺0.5～1寸，采用提插捻转泻法，施手法1分钟。印堂，向鼻根部斜刺0.3～0.5寸，行雀啄手法，至眼球湿润或流泪为度。百会，针尖向后刺入，针柄旋转90°，行小幅度高频捻转补法。三阴交，沿胫骨内侧缘与皮肤成45°斜刺1～1.5寸，用提插补法，使下肢抽动3次为度。余穴均采用常规刺法。曲池、血海、阴陵泉施提插泻法，足三里施提插捻转补法，使针感向足踝部传导。每日针灸1次。

**治疗结果：**治疗5次后，患者瘙痒较前明显减轻。治疗10次后，局部皮损愈合脱痂，未见新生皮损，无明显瘙痒。治疗15次后诸症基本消失，二便如常，夜寐改善。继续治疗5次以巩固疗效。后续随访2个月，未诉新发。

**按语：**患湿疮者总由素体虚弱，又受外邪侵袭肌肤而发。其急性期以外邪侵袭为主，风、湿、热相搏结，发展迅速而皮损新鲜，以红斑丘疹、水疱糜烂者居多，瘙痒剧烈。亚急性期因湿邪困于机体，脾胃先伤，气机升降失常，气血生化乏源，肌肤无以濡养，故病情常呈稍缓势，皮损可见部分愈合，以丘疹、脱屑、瘙痒为主。慢性期多由病情迁延不愈、反复发作而致，病久耗伤阳气，湿浊困阻脾胃，血虚则生风，气虚则血滞成瘀，故而皮损周围可见色素沉着与皮肤粗糙肥厚增生，伴瘙痒阵阵。治疗常常以祛风活血、调畅气机为主。

《素问·上古天真论》曰："精神内守，病安从来。"神机之常，阴阳和合，气血调畅，脏腑各司其职，则人体固若金汤，使邪无所乘。形为神之宅，神为形之主，神气调，故能五脏安、经络畅、气血流转有序，肌肤腠理不受病扰。又《素问·至真要大论》曰："诸痛痒疮，皆属于心。"因此，治疗本病以调养心神为核心，健中焦脾土，养血、祛风、除

130

湿为根本。

本案患者平素嗜酒，饮食不节，脾胃先伤，脾失建运，湿热蕴结；脾虚不运，风与湿热互结，泛溢肌肤，发为疱疹，瘙痒难忍。湿热郁遏肌肤，则可见渗液。患病日久，邪气伏于体内，郁而化火，灼伤阴液，血虚则生燥，气血亏虚肌肤失养，故而局部皮肤粗糙。取调神醒脑之内关、印堂、三阴交，配合手法以调神宁心、畅达气机。百会亦即百脉之会、诸阳之会，针之以固本通阳、散风醒神。曲池属手阳明经之合穴，可泻热息风、行气活血，对风、热、血之证尤为擅长。血海属太阴脾经，为所生之血之所聚，针之可生血活血，又取"血行风自灭"之意，长于祛血生之风。足三里为阳明胃经合穴，阴陵泉为太阴脾经合穴，两者配合可健脾利水、化气除湿，湿除则气畅，气畅则阴阳调而脏腑安。诸穴合用，以手法补虚泻实，神气畅达，虚有所填，邪有所出，诸症自消。

# 二十八、带状疱疹

带状疱疹临床表现有明显的神经痛，皮肤出现或不出现水疱，或仅发为红斑、丘疹。神经痛可因所侵犯脊髓神经节的不同，误诊为心绞痛、胆绞痛、肾绞痛、阑尾炎、坐骨神经痛。临床上运用针罐及中药相结合的方法治疗顿挫型带状疱疹，疗效显著。

**案例：**曹某，男，56岁。

**主诉：**右腰部剧烈疼痛2天。

**病史：**2天前，患者右腰部开始疼痛，随后相继出现红斑及水疱，成簇出现，从腰部逐渐发展到季肋部。疱色鲜红，疱壁紧张，伴有灼热刺痛，夜不能寐，口干思冷饮，大便秘结，3日未解，小便短黄。舌红，苔黄腻，脉弦数。

**查体：**右侧腰部，季肋部皮肤间散在密集成簇的大小不等的水疱，充血明显，疱色鲜红，疱壁紧张，周围轻度红色浸润。

**西医诊断：**带状疱疹。

**中医诊断：**缠腰火丹，肝胆湿热证。

**治疗原则：**清利湿热，疏肝泄胆。

**针灸取穴：**百会、四神聪、腰部局部阿是穴、腰部夹脊穴、支沟、合谷、太冲、行间。

**操作手法：**取1.5寸毫针进行针刺。百会、四神聪斜刺，沿肋间神经进行排刺，腰部夹脊穴常规针刺；支沟、合谷，行提插捻转泻法；腰部阿是穴排刺，行提插捻转泻法；太冲、行间，行捻转泻法强刺激。留针30分钟。起针后，在痛点处刺络拔罐，腰部隔日1次。

**治疗结果：**治疗1次后，患者诉腰部疼痛感较前减轻。治疗3次后，患者水疱逐渐消退，且睡眠有所好转，针刺治疗如前。治疗7次后，患者症状消失，皮肤表面留有色素沉着。

**按语：**带状疱疹又称为"蛇串丹""缠腰火丹"等，多发生于腰腹、胸背、耳部及颜面部，是由带状疱疹病毒引起的皮肤病。缠腰火丹表现为成簇的疱疹沿肋间神经分布，多伴有神经痛。中医学认为，本病多与肝郁化火、过食辛辣厚味、感受火热时毒有关。情志不畅导致肝经郁火；或过食辛辣厚味使脾经湿热内蕴；又复感火热时毒，以致引动肝火，湿热蕴蒸，浸淫肌肤、经络而发为疱疹。

本案患者为肝胆湿热型，故强刺激太冲、行间以达清泻肝胆之功；腰部排刺解决局部疼痛，神经痛是由于神经受损引起，夹脊穴正位于神经根处，针刺夹脊穴以治本；合谷为止痛要穴。又用百会、四神聪以通督调神、扶正祛邪。刺络拔罐可祛除局部瘀血，疏通局部经络，活血行气。

# 二十九、带状疱疹后遗神经痛

带状疱疹是一种由水痘－带状疱疹病毒引起的病毒感染性皮肤病。水痘－带状疱疹病毒感染后，通常可潜伏于脊髓后跟神经节或脑神经感觉神经节内。当人体免疫存在缺陷或受到抑制时，体内潜伏的病毒会再次激活，引发带状疱疹。其皮损特征性表现为红斑，大小如粟粒至黄豆样丘疹，沿周围神经呈串珠样分布，条带状排列，往往伴随局部疼痛。带状疱疹后遗神经痛是指带状疱疹皮损愈合后，持续存在 1 个月及以上的神经病理性疼痛综合征，表现为持续的剧烈、顽固性疼痛，疼痛性质可呈烧灼感、撕裂样、针刺样或刀割样等。

带状疱疹属中医学"蛇串疮""抱头火丹""缠腰火丹"等范畴。《诸病源候论·疮病诸候》记载："甑带疮者，绕腰生。此亦风湿搏血气所生，状如甑带，因以为名。"本病多由肝气郁滞，郁而化火，肝经火毒炽盛，夹风上行至头面或躯干部位，或夹湿下注阴部或下肢而发。带状疱疹后遗神经痛患者，往往因其素体血虚而肝气盛，湿热毒邪阻滞，壅遏气血运行，痹阻经脉而引发疼痛。治疗原则为祛湿热、通郁滞，通则不痛；同时濡养调畅气血，荣则不痛。疏通经络、祛邪养神为主要治则。

**案例：**王某，男，61 岁。

**主诉：**左侧面颊、耳周疼痛 8 个月余。

**病史：**患者 8 个月前饮酒后出现左侧面颊、耳周疼痛，2 日后耳郭出现局部散在水疱，皮疹逐渐增多，呈带状排列。于外院就诊，诊断为"带状疱疹"，经抗病毒、营养神经、止痛等治疗，皮疹逐渐愈合，但仍遗留疼痛，故寻求针灸治疗。刻下患者皮肤无明显皮损，左侧耳周及面颊周围皮肤疼痛，以刺痛及灼痛为主，时有耳鸣，听力无明显下降，无明显头晕心慌，无肢体活动障碍，口干口苦，纳可，大便干，夜寐欠安。无高血压、糖尿病等其他疾病史。

**查体与实验室检查**：神清，精神稍萎，体形中等。头部皮肤无明显皮损，左侧面颊、耳周触痛（＋），无红肿。心率76次/分，律齐，血压134/70mmHg，双肺（－）。神经系统查体未见异常。听力检查无异常。舌红，苔黄腻，脉弦。

**西医诊断**：带状疱疹后遗神经痛。

**中医诊断**：抱头火丹，湿热内盛证。

**治疗原则**：清利湿热，通络止痛。

**取穴**：内关、百会、上星、三阴交、风池、角孙、翳风、阳陵泉、丰隆、合谷、太冲（面部主取患侧）。疼痛局部排刺，痛甚配合局部刺络放血。

**操作手法**：内关，直刺0.5～1寸，采用提插捻转之泻法，施手法1分钟。上星、百会，选3寸毫针由上星进针，沿皮刺入百会，针柄旋转90°，后行小幅度高频捻转补法。三阴交，沿胫骨内侧缘与皮肤成45°斜刺1～1.5寸，用提插补法，使下肢抽动3次为度。风池，向鼻尖方向斜刺1～1.5寸，采用捻转泻法，施手法1分钟。余穴均采用常规刺法，合谷、太冲、阳陵泉、丰隆均施捻转泻法。每日针1次。刺络放血隔日1次。

**治疗结果**：治疗6次后，患者疼痛明显减轻。继续治疗10次后，患者诉疼痛基本缓解。

**按语**：《素问·宝命全形论》曰："凡刺之真，必先治神。"万法不离其宗，调神醒神，以神导气，气血畅达则痛止。本案患者因饮酒后感受湿热之气而发，木失调达，郁而化热，湿热之气与风毒相合，上犯头面，发为皮疹。后皮疹虽愈，但湿热毒邪蛰伏经络，正气本虚，无以清泄，痹阻脉络引发疼痛。根据疼痛的性质与部位，主要选取少阳经穴治疗。百会、上星同属督脉，督为"阳脉之海"，统御全身阳气，针之以振奋阳气，透刺法以增强沟通邻近表里气血。配合内关、三阴交调神醒脑，神安则气行，气行则血行，通则痛止。风池属少阳胆经，角孙、翳风属少阳三焦经，可疏通少阳气机而通络止痛。阳陵泉为足少阳之合，针之可清热利湿、疏肝利胆、行气止痛。合谷、太冲相配可舒经通络、化瘀止痛。局部刺络放血，取"菀陈则除之"之意，活血化瘀、通络止痛之功较普通针刺突出，血出则邪尽，血气复行。以神导气，补虚与泻实并进，气血营卫有所依，则邪气得驱，经络通畅，生化有源，疼痛自消。

# 三十、类风湿关节炎

类风湿关节炎是一种以滑膜炎症为主要病理表现的自身免疫性疾病，具有慢性、侵蚀性的特点。如果得不到及时有效的治疗，就可能发生骨质破坏，导致关节畸形和劳动能力丧失。在中国的患病率为 0.32%～0.36%，可在所有年龄段出现，并且好发于女性，患病率是男性的 4 倍。西医学对类风湿关节炎的病因病机认识尚不明了，一般认为与自身免疫、遗传及微生物感染等因素密切相关。目前，西医常见药物有非甾体类抗炎药、糖皮质激素等，此类药物虽起效快，可迅速缓解临床症状，但长期服用不良反应较大。

中医治疗该病历史悠久，一般认为风、寒、湿、热等病邪留注于肌肉、筋骨、关节，造成经络壅塞，气血运行不畅，肢体筋脉拘急、失养为本病的基本病机。石学敏院士对该病的治疗研究已进行了多年，认为该病的治疗应以通为主，辅以扶正祛邪。在红肿疼痛的关节周围施以刺络法，疗效显著。

**案例：**李某，女，53岁。

**主诉：**反复双手关节疼痛、肿胀1年余。

**病史：**患者1年前受凉后出现双手肿胀、疼痛，尤其在晨起时明显，遇热则舒。于当地医院口服中药治疗，症状稍有缓解。后疼痛程度逐渐加重，影响日常活动，如握物等，伴疲倦乏力。半年前发现关节变形，至医院查类风湿因子阳性，诊断为"类风湿关节炎"，予中药及激素治疗，症状减轻，停药后又复发。

**查体及实验室检查：**体温：36.5℃，脉搏：72次/分，血压：121/75mmHg。神清合作，咽无红肿，心肺（-），腹平软，无压痛及反跳痛，四肢肌力、肌张力正常，双下肢无水肿。双侧腕关节、指关节肿大变形，触之不热。舌淡红，苔白，脉细。类风湿因子（RF）阳性，抗环瓜氨酸肽抗体（Anti-CCP抗体）阳性。

**西医诊断：**类风湿关节炎。

**中医诊断**：痹病，寒痹。

**治疗原则**：温经散寒，活血益肾。

**针灸取穴**：肝俞、肾俞、膈俞、三阴交、风池、大杼、阳陵泉。

**艾灸**：指、腕关节、外关、阳池、腕骨、阳溪、大陵。

**刺络法**：选择关节附近疼痛明显的部位或压痛点，常规消毒，用三棱针点刺 3 ～ 5 点，加用闪火罐，至出血 3 ～ 5mL 为度。

**操作手法**：肝俞，直刺 1.5 寸，施捻转补法，令针感向前放散；肾俞，直刺 1.5 寸，施捻转补法；风池，向对侧眼角斜刺 1.5 寸，令针感向后枕部放散，施捻转泻法；三阴交，直刺 1.5 寸，施捻转补法；阳陵泉，斜向下刺 1.5 寸，平补平泻；膈俞、大杼向椎体方向斜刺，进针 1.5 寸，平补平泻。以上方法每日 1 次，留针 30 分钟，针后加灸两壮或用艾条灸。

**治疗结果**：3 天后患者疼痛减轻，停用激素类药物，无反跳表现。2 周后患者双手关节肿胀消退，疼痛明显减轻。1 个月后双手关节肿胀基本消失，生活可自理。

**按语**：类风湿关节炎属于中医学"历节风""顽痹""尪痹"等范畴，也可以归入《素问·痹论》所说的"痹证"之"五淫痹"。该病的病因主要是"风寒湿三气杂至"。其病机主要是外邪阻遏经络，气血运行不畅，不通则痛。治疗原则主要以通为主。石学敏院士认为，针、灸、刺络三者各有所长，针刺以疏理经气、蠲痹止痛为主；灸疗以温散寒邪、通经活络为主；刺络以活血化瘀、逐邪散痹为主，所以三者并用疗效最佳。

关于灸疗的应用，石学敏院士也有新的见解。古医籍中记载，温灸法用于虚寒之证，实证、热证禁用。但石学敏院士通过多年的临床观察和基础研究认为，温灸法以艾绒为药，艾绒可走窜通经，其燃烧只是一种发挥作用的方式。因此，灸法的主要功效是通经活络。研究表明，艾灸可以改善关节炎大鼠足趾肿胀度，缓解关节炎疼痛，降低 IL-17（白细胞介素 -17）、TNF-α（肿瘤坏死因子 α）、IL-1β（白细胞介素 -1β）等炎性指标及类风湿相关血清指标，并提高机体抗氧化能力。这些效应对于炎性改变的组织康复极为有利，是尽快消除炎性反应的有效措施。所以，临床中热痹也同样可以应用灸疗。在穴位配伍方面增加泻热的腧穴，加强泻法腧穴的手法力度，即可避免灸法的温热之弊。我们在临床中应用温灸法治疗热痹，重泻合谷、太冲，配合大椎穴刺络拔罐，取得了不错的疗效。

# 三十一、风湿性舞蹈病

风湿性舞蹈病为临床常见的儿童获得性舞蹈病，是风湿热在神经系统的特征性表现，又称为小舞蹈病。本病在风湿热患者中的发病率为 10%～30%，多见于儿童和青少年，其临床特征为舞蹈样动作、肌张力降低、肌力减退或精神症状。本病归属于中医学"瘛疭"范畴。中医学认为，本病是因先天之气不足、后天将养失度，致脾、肾两亏，精、气、血化生之源不足，肝不藏血，筋脉失于濡养而发病。因肝虚内风易动，每于外感风邪侵入、发热时，因内外风合而发病。本病除与肝脏功能失调有关外，还与脑、心有密切关系。脑为元神之府，心主神明，本病表现为神不守舍，神明失用。针灸治疗风湿性舞蹈病不失为一种可行方法。石学敏院士在治疗舞蹈病过程中，根据肝主筋、肾藏精、脑为元神之府的理论，制订了针灸治疗方案，临床收到了理想的效果。

**案例：**唐某，女，35 岁。

**主诉：**右侧肢体不自主舞蹈样动作 3 天。

**病史：**患者 3 天前无明显诱因下出现右侧肢体不自主舞蹈样动作，无言语不清，无头晕及头痛，无视物旋转或视物成双，无饮水呛咳及吞咽困难，无恶心呕吐，无意识障碍或抽搐发作，无大小便失禁，无耳鸣或听力减退。于我院住院，诊断为"风湿性舞蹈病"，目前予以青霉素静滴抗链球菌感染。刻下：不自主舞蹈样动作，包括面部表情夸张、肢体舞动等，纳可，二便调。

**查体及实验室检查：**神清，右侧上下肢不自主舞蹈样动作，心肺（﹣），腹平软，无压痛及反跳痛，四肢肌力正常，肌张力减弱。双下肢无水肿。舌红，苔黄腻，脉滑。血沉 22mm/h，C 反应蛋白为 18.2mg/L（正常值＜ 8mg/L）。链球菌溶血素 O 为 370.0U/mL（正常值 0 ～ 200U/mL），抗核抗体为 1：160（正常值 ≤ 1：100），类风湿因子 12.1U，甲状腺功能 5 项（﹣），抗核抗体谱 15 项（﹣）。

**西医诊断：**风湿性舞蹈病。

**中医诊断：**瘛疭。

**治疗原则：**醒脑安神，平肝息风。

**针灸取穴：**内关、水沟、百会、风池、风府、合谷、丰隆、太冲。

**操作手法：**内关，直刺 1 寸，施捻转提插泻法；水沟，针尖刺向鼻中隔，施雀啄手法，以眼球湿润为度；风池，直刺 1.5 寸，施捻转补法，行手法 1 分钟；百会，平刺 0.5 寸，施捻转平补平泻法；太冲，直刺 1 寸，施捻转泻法；合谷，直刺 1 寸，施捻转泻法；丰隆，直刺 1.5 寸，施捻转泻法；风府，针向下颌方向斜刺 2.5 寸，施雀啄泻法，以放电感传向一侧或四肢为度。以上方法每日 1 次，留针 30 分钟。

**治疗结果：**经 6 次治疗后，患者右下肢恢复正常，右上肢不自主动作次数减少。13 次治疗后，症状完全控制。继续巩固治疗半个月，不自主动作完全消失。

**按语：**舞蹈病是临床常见病之一，古代医籍中多有记载。《张氏医通》云："瘛者，筋脉拘急也；疭者，筋脉弛纵也，俗谓之搐。"《温病条辨》载："瘛者，蠕动引缩之谓，后人所谓抽掣、搐搦，古人所谓瘛也。"我们通过多年的临床治疗及研究认为，舞蹈病是针刺治疗的较好适应证之一。石学敏院士认为，舞蹈病的发生与筋膜不能直接受肝之阴血滋养有关。当肝之阴血不足，经脉筋骨失养时，可致筋脉及关节运动失常。另外，感受热邪，同气相感，引动肝风，上扰神明，也可引起肢体不规则舞蹈样动作。关于针刺治疗舞蹈病，早在《针灸大成》等书中就有记载："眼睑瞤动，头维、攒竹。"石学敏院士注重醒神开窍，因此在前人平肝息风、养血息风的基础上，制订了以醒脑为主的治疗原则，以内关、水沟作为主穴，取得了很好的效果，进一步完善了该疗法的完整性和科学性。醒脑开窍法治疗舞蹈病是石学敏院士根据多年临床经验及丰富的理论知识在治疗舞蹈病方面的创新，对舞蹈病各期均能获得较满意的疗效。